蔡子华　蔡瑞仪　编著

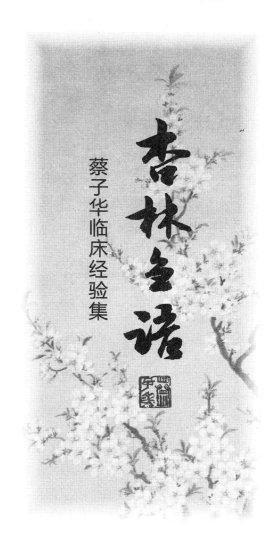

杏林妙语

蔡子华临床经验集

中医古籍出版社

Publishing House of Ancient Chinese Medical Books

图书在版编目（CIP）数据

杏林刍语：蔡子华临床经验集 / 蔡子华，蔡瑞仪编著 . — 北京 : 中医古籍出版社，2022.5

ISBN 978-7-5152-1882-3

Ⅰ.①杏… Ⅱ.①蔡… ②蔡… Ⅲ.①中医临床—经验—中国—现代 Ⅳ.① R249.7

中国版本图书馆 CIP 数据核字（2022）第 026201 号

杏林刍语：蔡子华临床经验集

蔡子华 蔡瑞仪 编著

策划编辑	姚 强	
责任编辑	吴 迪	
封面设计	韩博玥	
出版发行	中医古籍出版社	
社 址	北京市东城区东直门内南小街 16 号（100700）	
电 话	010-64089446（总编室）010-64002949（发行部）	
网 址	www.zhongyiguji.com.cn	
印 刷	北京市泰锐印刷有限责任公司	
开 本	880mm×1230mm 1/32	
印 张	8.25	
字 数	159 千字	
版 次	2022 年 5 月第 1 版 2022 年 5 月第 1 次印刷	
书 号	ISBN 978-7-5152-1882-3	
定 价	48.00 元	

再版说明

　　《杏林刍语》一书初版于 2005 年。该书内容翔实，经验实用，自发行以来，颇受同行好评。目前该书市面已不多，所以出现了网上有人炒卖现象。为满足有需要的读者，作者对原书重新做了修订，并增加了近十多年来的新作。全书有医论医话 26 篇，医案 53 篇，附录 2 篇，共计 81 篇。今予以再版，以飨读者。其中个别药物现在已不使用，如穿山甲（山甲珠）、紫河车等，请按药性替代。

蔡子华

2021 年 3 月 6 日

内容提要

　　本书作者，幼承家学，从事中医内科临床工作五十余年。在学术上推崇脾胃学说，认为人身正气，皆赖脾土滋养。治脾则可以安五脏。培补脾土，正本清源，是治疗多种慢性病的根本大法。对慢性肺心病及老年性疾病的发病机制有独到的见解。首次提出"痿厥"一证是带脉病变之一；提出"淤"的病理概念，指出"淤"与"瘀"的概念内涵必须重新界定。对于缺氧性疾病本书也有一定的研究。认为缺氧性疾病的病机是清气不足，浊气壅滞，阴盛阳郁。辨证的重点在心与肺，治疗则重在气与血。作者理论联系实际，临床辨证，思路灵活。治疗方法独特，以简、效、验、廉为特色，疗效显著。

　　本书选录了作者多年来的部分论文、医话、医案79篇，能如实地反映出其主要学术思想及其治学方法和宝贵的临床经验。其中已有多篇发表在国家级学术刊物上。本书写作严谨，实事求是，文风朴实，文字精练，对从事中医临床工作者及广大读者都有较高的实用价值和学术参考价值。

　　蔡子华　男，汉族，1946年生，广东省揭阳市揭西县人。出身于中医世家，从事中医内科临床工作50余年。几十年来，淡泊名利，坚持自学，勤奋钻研中医理论，兢兢业业，努力工作，救治危重和疑难患者众多，在群众中享有较高威望。在繁忙的诊务之余，他把积累多年的从医心得，以论文、医话、病案等形式，整理成书，把宝贵的临床经验贡献给社会，贡献给毕生为之奋斗的祖国中医药事业。

　　此外，作者尚有个人回忆录《往事如浮云》和散文集《西窗月色正悠悠》两书问世。

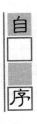

自序

先贤曰："医者意也。"意者何？圆机活法之谓也。

《药鉴》张跂谓："病无常形，医无常方，药无常品，在人之善学善用耳。"于无常之中求善用，足见医道之不易，学者之艰难也。

余之先祖，自兴陶公始，迄今五代，皆以医为业。余年十六，亦随师习医。其时，揭阳名医吴文藻、魏炳宪、陈金声、黄榕溪、黄光后、林辉如、刘百明、杨秋海、蔡耀宗[1]等老前辈活跃于中医界。然，四十载春秋，弹指一挥间。昔日名师均已先后作古，吾亦近花甲之年。慨叹往事之如烟，人生之如梦也！

余性不善交游，又拙于言辞。昔日虽蒙众恩师之谆谆教诲，未敢偷闲。但仍感学业平庸，愧无建树。然则，数十年来，秉承庭训，弘扬师德，理论结合临床实际，勤奋精研，救死扶伤则为余平生心身之所系也。今之所集，乃往日肘后零散之医案。经筛选，五十余篇。医话则多为近年所作，复加论文数篇，合计十五篇。各自注明写作时间，汇集成册，三易其稿，名之曰《杏林刍语》。寓意学无止境，亦作自勉。是书既成，非为名利，实乃记叙从医四十寒暑之阅历而已。

先父蔡耀宗，以针术济世五十载，颇得盛誉。原望事业后继有人，孰料吾辈兄弟三人，皆从事内科临床工作。今日书成，竟无一篇针灸述作。忆往昔，父子情深，而余未能继承父志，终成憾事，难免于心耿耿矣！

笔者才疏识浅，书中谬误在所难免，希望医界同仁及读者诸君不吝赐教，则幸甚。

岁次甲申年冬日　蔡子华序于揭阳东山

[1]　揭阳县卫生志.广东：广东人民出版社，1992：151-154页.

目录

医论医话

医 案

附 录

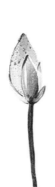

医论医话

略论对脾肺虚喘的认识和治疗

脾肺虚喘是慢性肺心病的前期表现，补脾益气是治疗脾肺虚喘的有效方法。在宗气不足的情况下，使用甘温益气药物的同时，适当使用升提药可明显提高疗效。

喘，以呼吸急促，甚则张口抬肩为特征，其病机是气机升降失其常度。喘又有虚实之分，虚喘多责于肺与肾。因为肺主气，司呼吸；肾主纳气，为气之根。近代中医教科书也将虚喘分为肺虚和肾虚两种类型进行论治：用生脉散以治肺虚，金匮肾气丸等以治肾虚。[1]但在临床上，除了上述两种证型外，尚有脾肺两虚，甚至中气下陷而病喘者。《临证指南医案》指出"喘，更有中气虚馁，土不生金者"，指的就是这种证型。下面就脾肺虚喘的有关问题，分别进行讨论。

一、脾肺虚喘的病因病机

肺主气而司呼吸，又赖脾气以充养。当脾虚引起肺气不足时，则可出现肺虚作喘。究其原因，有两个方面：一是久咳伤气，或久病气虚，肺气不足以司呼吸，而气短气少，不足以息而为喘。久之则肺病及脾，形成脾肺同病，这就是"子盗母气""子病及母"。二是饮食劳倦，损伤中气，脾失运化，脾气虚弱不能充养肺腑，以致肺气不足而为喘，这是脾病及肺，即"母病及子""土不生金"。薛生白对于脾肺虚喘及二者的关系有精辟的见解。他说："此劳倦伤脾肺。盖脾为元气之本，赖水谷以生；肺为气化之源，而寄养以脾也。有所劳倦，谷气不盛则形气不充，经所云'劳倦气耗'。气与阴火不相立，气衰则火自胜，土虚则不能生金，阴火从而克之，故喘咳自汗"[2]。总言之，脾肺虚喘虽有肺病及脾和脾病及肺之分，但两脏之虚则是同时并存的。

二、脾肺虚喘的辨治

张景岳说："实喘有邪，邪气实也；虚喘无邪，元气虚也。"明确指出了虚喘总的病理特点是"无邪"和"元气虚"，对虚喘他还有这么一段生动的描述："虚喘者，气短而不续……慌张气怯，声低息短，惶惶然若气欲断，提之若不能升，吞之若不相及。劳动则甚，而惟急促似喘，但得引长一息为快也"[3]。根据肺主呼出，肾主摄纳之理，"提之若不能升"者，当指脾肺虚喘；"吞之若不相及"者，当指肾虚不纳之喘。脾肺虚喘除了有上述的临床表现外，还有面色无华，短气懒言，精神疲乏，自汗，易感冒，食少便溏或长期虚热不退，舌淡苔少，脉虚无力等症。

一般而论，治喘多用宣降镇纳等法。由于脾与肺在生理上的特定关系，在治疗上应根据培土生金，也即虚则补其母的原则，补脾以实肺。用甘温益气，少佐升提清阳之法。如李东垣就用补中益气汤治疗"脾胃气衰，阴火上冲，气高而喘……脾胃之气下流，使谷气不能升浮者"[4]，徐灵胎也主张"脾肺虚喘，用补中益气汤去升麻加麦冬五味"[5]。既用补中益气汤培补中气，又加入麦、味，寓生脉散以其中，以治肺（气阴）之虚。其去升麻者，因未见中气下陷之甚，故去之。但参、芪与有升举清阳作用之柴胡同用，仍不失升阳益气之意。

以上两者，东垣示人培土生金，以敛阴火，灵胎则示人以脾肺同治，实为治疗脾肺虚喘的两大法则。其使用升提药的理论依据是：脾主升，肺主降，肺气之虚乃因脾气上升无力而致土不生金。所以，在甘温益气方中加入适当的升提药，可有助于脾肺之间，气机升降功能的恢复。至于具体方剂的运用，诸如补中益气汤、正元丹、参苓白术散、参芪建中汤等均可随证选用，总不离甘温益气这一原则。其中升提药的用量，应根据具体病情而定。对有咳血、咯血倾向及其病史的患者，则应慎用或禁用。此外，加强体育锻炼，同时配合饮食治疗，避免精神刺激，对临床治疗也有积极的意义。

病例 1：

黄某某，男，54 岁，东山玉浦村人，1979 年 5 月 11 日初诊。

患咳嗽气喘 3 年多，长期按"慢性支气管炎"治疗未愈。近半年来因反复感冒，病情持续加重。饮食少进，体力日减。精神萎靡不振，懒以动作，动则喘急，言不接续，每走三五十步即需静坐片刻。吸气时缺盆深陷，虚里脉动而应衣。甚以为苦。

检查：身体瘦长，胸廓扁平。心率 76 次 / 分，心律整，心脏无杂音。两肺呼吸音稍粗，吸气明显延长，无干、湿性啰音，肝脾未触及。体温正常。胸透：两肺纹理增粗，余

（－）。舌质淡红，苔薄少。六脉沉弱。

处方：

炙黄芪 15g	党参 15g	土炒白术 12g	炙甘草 6g
升麻 5g	陈皮 5g	桔梗 5g	炒扁豆 15g
生姜 5g	大枣 5 枚		

上方服 5 剂，即见好转。饮食增进，气喘见轻。原方服至 12 剂时，精神体力已渐恢复，诊病取药已可以步行往来。调理约 2 个月，气喘全止。前后共服药约 3 个月，基本告愈。停药 2 年多来，多次随访，情况良好，并能参加放牧劳动。

按：本例患者在治疗前做胸透检查，心肺尚未见重要病变。虚喘虽然严重，但无痰、饮等实邪夹杂其中，病情尚不复杂。所以专守补中益气一法即可收效，而且远期效果也比较满意。

三、胸中大气下陷之喘与脾肺虚喘

近贤张锡纯先生立升陷汤（黄芪、知母、升麻、柴胡、桔梗），用以治疗"大气下陷，气短不足以息，或努力呼吸有似乎喘，或气息将停，危在倾刻者"[6]。其立方之旨，即效法于李东垣。他对李东恒用补中益气汤所治之喘，理解为"大气下陷之努力呼吸也"，并云："若果系真喘，桔梗尚不宜用，况升麻乎？"张氏立大气下陷论，初时医坛颇有争论。其解释说，胸中大气即是宗气。据其所列诸案分析，当是中气下陷、宗气短少之证。因为宗气的生成，是由脾胃消化吸收的水谷精微之气，上升与肺所吸纳的清气相结合而成，并贮于胸中气海。脾的功能主升。脾虚气少，不能上升与清气结合，则宗气必然短少。因此，宗气不足的直接原因是脾气（中气）下陷。宗气的生理功能，主要表现在"贯心脉，行呼吸"两个方面。典型的宗气短少，除了表现为气短不足以息，而"似乎喘"外，必定还有心悸、怔忡、脉息沉弱等不能贯心脉的见证。张氏医案中就记载有"其脉非细弱，而指下若不觉其动者"。张锡纯在这里提出的"努力呼吸有似乎喘"，和张景岳提出的"惟急促似喘"，完全是同义语，都是为了阐明脾肺虚喘与实喘（张锡纯谓之"真喘"）的不同点。这也说明了升陷汤所主治之证，也属于脾虚气陷的虚喘，是脾肺虚喘的一个证型，只不过与前面所述的虚喘有轻重缓急之别。在具体用药上，张氏重用黄芪为君，集大剂之升提药于一炉，专事补气升陷，为备急而设，但仍不失为补气升阳治虚喘之法。

或问，张景岳谓虚喘为"元气虚"，而张锡纯则谓"宗气下陷"，两者是否有矛盾呢？夫元气（原气）者，是元阴元阳之气。先天之精所化，赖后天营养不断滋生。元气发源于肾（包括命门），藏于丹田，借三焦之通路敷布全身，推动脏腑一切组织器官的生理活动。所以，张景岳之谓"元气虚"，是指机体脏腑总的生理功能衰弱而言，并非专指某一脏腑之气。实践证明，虚喘患者，不论是脾肺虚喘还是肾虚之喘，大多病程冗长，全身素质较差，体质虚弱，有的还可以多脏受病，并且难以完全治愈（如病例2），这与张景岳"元气虚"的论点是相一致的。

病例2：

王某某，男，58岁，东山退休教师，1974年9月初诊。

患者因长期食少，消瘦，气急，体力下降而住本院留医。

检查：身体消瘦，慢性虚弱病容。两肺呼吸音减弱，语颤减低。心音低钝，心尖搏动右移。肝肋骨下两横指，质中，无压痛。脾未扪及。胸部X线片：两肺纹理粗糙，肺野透光度增强，右上肺有纤维性结核病灶。两肺横膈下降，运动减弱，心脏呈滴水状。报告为（1）肺气肿（2）右上肺结核纤维化（3）胃下垂11cm。心电图报告：（1）窦性心动过速（2）肺性P波（3）明显顺时针方向转位。按早期肺心病治疗，未见明显好转而转中医治疗为主。

证见：患者消瘦，动则气急，呼浅吸深，缺盆深陷，时有严重气喘发作。发作时张口抬肩，精神紧张，自觉有明显的窒息感，急需解开衣襟，敞开门窗。即使在严寒季节，也必须急用扇扇之，才较舒适，但旋即又感恶寒。同时心慌心悸，并便意频频，大有危以顷刻之势。两寸口脉极其沉弱，如附骨上，且至数不清。舌质暗红而瘦小，舌苔薄少。

处方一：

| 生黄芪 50g | 升麻 9g | 桔梗 6g | 柴胡 6g |
| 炮附子 6g | 桂枝 9g | 边参 6g（或党参24g） | |

处方二：

党参 15g	黄芪 15g	茯苓 15g	白术 12g
炙甘草 5g	怀山药 15g	橘红 5g	升麻 5g
柴胡 5g			

加减用过的药物有柏子仁、丹参、当归、远志等。

以上两方，处方一为备急而设，处方二为缓治求本而设。几年来除辅助用过肌苷、ATP、维生素B族和少量鹿茸针外，一直坚持以上治疗。每有急性发作时服处方一，一般1～2剂即效，收效甚捷。平时则长期服处方二，或加服补中益气丸。1982年4月8日复查，胸部X线片：右上肺陈旧性结核（纤维化），与1974年对比无变化。胃下垂10cm，张力较差。心电图：（1）窦性心律。（2）肺性P波。（3）明显顺时针方向转位。患者严重气喘基本控制，偶发于寒冷季节。但情况见轻，持续时间不长，精神体力均有明显改善。

按：这是一例难以逆转的早中期肺心病患者，临床表现为典型的宗气不足性虚喘。一般认为，从确诊为呼吸功能代偿失调的肺气肿，到肺心病的形成，病程大约为8年。[7]本例患者在治疗的前后8年间，经拍片及心电图检查，并未发现病情有明显的发展。也从未发生过右心衰竭的情况，并且在某些方面还有所好转。同时，患者的体质也有所改善，在整个治疗过程中，很少有呼吸道感染及其他疾病发生。本例患者虽不可能从根本上治愈，但对控制病变的发展和提高患者的生活质量，其治疗效果还是比较值得肯定的。特别是对严重气喘发作的治疗，效果十分明显。

结论

综上所述，根据张景岳对于虚喘的论述，结合李东垣、徐灵胎、张锡纯等医学先哲的临床实践来看，可以得出这样的结论：虚喘总的病理特点是"无邪"和"元气虚"，脾肺虚喘与土不生金有密切关系。按照培土生金这一治疗原则，应该脾肺同治，培其根本，育其生化之源。如果同时有中气下陷者，必须与升提药同用，才能收到较好的效果。宗气不足性虚喘是脾肺虚喘的一个较严重的证型，也是肺病及心过渡阶段的综合表现，所以预后较差。

喘，总的病机是气机升降出纳失其常度，在治疗上应该通常达变，全面掌握，不可偏废。

参考文献

[1] 湖北中医学院.中医学概论.上海：上海科技出版社，1978: 111.

[2] 秦伯未.清代名医医案精华·薛生白医案.上海：上海科技出版社，1959: 16.

[3] 张介宾.景岳全书·卷十九.上海：上海科技出版社，1984: 345.

[4] 湖南中医药研究所.脾胃论注释.北京：人民卫生出版社，1976: 151.

[5] 徐灵胎.证治指南·卷四（旧版）.

[6] 张锡纯.衷中参西录.河北：河北人民出版社，1974: 31.

[7] 上海第一医学院.实用内科学（第6版）.北京：人民卫生出版社，1973: 781.

说明： 本文初稿完成于1984年，是作者探讨慢性肺心病发病机理的首篇论文，与后文《慢性肺源性心脏病中医临床病机分析》密切相关，本文2003年12月发表在《中华临床医学研究杂志》。

慢性肺源性心脏病中医临床病机分析

肺心病是一种本虚标实的慢性全身性疾病，其特点是气虚气滞，五脏俱病。病变中心在肺与心，宗气虚是气病及血、肺病及心的重要病理阶段。补脾益气，培土生金，在肺心病的整个治疗过程中有着极其重要的临床意义。

慢性肺源性心脏病（下称肺心病）是继发于肺脏及肺血管疾病的一种慢性心脏疾病，其特点是肺循环阻力增高，导致肺动脉高压及右心负担加重，最后可发生右心衰竭。根据我国有关资料统计，本病在各种器质性心脏病的发病率中占比高达 38.5%[1]，是一种严重危害人们健康的常见病和多发病。本文试从临床实践出发，就中医对肺心病的病因病机，结合笔者的临床体会，做一粗浅的分析。为肺心病的辨证论治或中西医结合防治提供一些参考，不妥之处尚希指正。

一、中医对肺心病的认识

中国医学并无肺心病这一病名，根据其主要临床表现来看，与"肺胀""喘咳""痰饮""水气""心悸""痞块"等证有关。《灵枢·胀论》："肺胀者，虚满而喘咳。"《金匮要略》："咳而上气，此为肺胀，其人喘，目如脱状。""咳唾引痛，咳逆倚息，短气不得卧，其形如肿。"又"喘满，心下痞坚，面色黧黑，其脉沉紧"等。再如成无己《伤寒明理论》："其气虚者，由阳气虚弱，心下空虚，内动而为悸也。其停饮者，由水停心下，心主火而恶水，水饮既停，心不自安则为悸也。"以上所描述，大都与肺心病的脉证相吻合。因为本病在临床上表现为慢性经过，病程冗长，病情变化多端且复杂，同时又涉及五脏，为了讨论较有条理性，特附图如下，以五脏为纲分别阐述之。

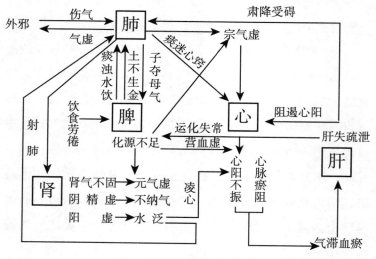

肺心病五脏病机示意图

二、肺

肺心病是以肺脏病变开始的疾病，其病变的主要病机是：气虚气滞、宣降失职。临床表现为：咳嗽、哮喘、气急、肺胀、胸闷、胸痛、衄血等。

肺主气，司呼吸，外合皮毛，又主一身之表。从图中可以看出：外邪入侵，可以耗伤肺气。肺气既虚则卫表不固，更易感受外邪。这种外邪入侵致虚，肺虚至感外邪，经过长期、多次的重复以后，肺气更虚，并由虚而衰，失却宣降之能则发为虚喘。这时多表现为呼吸气短，动则气喘，呼多吸微，呼易吸难。同时，肺与大肠互为表里，肺虚，宣降失职则大肠传导失常，或为大便秘结（气虚秘），或为大便溏薄（肺虚及脾，也即子病及母所效），并与喘咳发作有密切的关系。

随着病情的发展，因肺失宣肃，通降无权，脾失健运，湿滞、食滞，这时痰浊水饮相继出现，这些病理性产物属于有形实邪。如果外邪再次入侵，或为风寒，或为风热，则可出现外寒内饮或痰热恋肺等见症。这种虚中挟实的情况往往给治疗增添了新的困难，同时也更易耗伤肺气。如肺病及脾，化源不足，则开始出现宗气短少，气机不畅，脉息微弱，虚里"动而应衣"等现象。

在肺心病的后期，由于肺气极虚，痰浊阻肺则出现清气不纳，浊气不降，正虚邪恋，正不胜邪，肺络血瘀等情况。这时可见喘咳严重，气短气逆，痰涎壅盛不得卧，面目浮肿，甚或血溢肺络，大汗淋漓，四肢逆冷，脉浮大无根，阴阳离决等危象。

三、脾

主要病变是：脾失健运，化源不足，痰浊水饮停滞。临床表现为虚喘、腹胀、痞满、纳呆、痰多、呕恶、便溏、浮肿和痰饮内停。

脾为后天之本，气血生化之源。在肺心病的整个病理过程中占有极其重要的地位，也是治疗中关键的一脏。从图中可以看出，脾的病理变化是：

1. 因肺脏已虚，子夺母气。加上饮食劳倦损伤脾胃则运化无权，痰浊水饮停滞，所谓"脾为生痰之源，肺为贮痰之器"。脾失健运则痰浊壅肺，阻遏气机之升降，使肺气不得宣肃，而顽痰宿饮是为痼疾，难以顿愈，更增加了治疗的困难，并逐渐形成了正虚邪实的局面。这时多表现为虚喘、疲乏、倦息、多痰而无力咯出，胸胁痞胀，面色苍白浮肿。

2. 从五脏相生的关系看，肺脏依赖脾气的充养。脾虚则土不生金，脾虚气馁，不得上充肺腑，故肺气愈虚，这时可出现两脏同病的脾肺虚喘。症见：体倦神疲、食少消瘦、稍劳即喘、呼吸乏力、缺盆深陷、声息低微等。

3. 人身的元气，根源于肾，藏于丹田，赖后天水谷之精气的不断滋养来推动全身脏腑的一切生理活动。脾虚则元气必虚，故又可出现全身脏腑生理功能衰弱的现象，如形体羸弱、精神萎靡不振、容易感受时邪等。

4. 宗气是由脾胃水谷精微之气与肺所吸取之清气互相结合，贮于胸中气海，进行"贯心脉、行呼吸"的生理活动的。脾气既虚则宗气生成不足，而宗气虚又是肺病及心过程中的综合表现。主要见症除了有严重的脾肺虚喘外，尚有心悸心慌，脉息沉弱等。

5. 脾虚失健运，则营气无以生。营气虚则不能化血上奉于心，心血亦虚，故又可见面色无华，心悸惊惕，多梦难寐和眩晕等症。

四、肾

肾的主要病变是：肾不纳气，水湿泛滥，临床表现为肺肾虚喘，水肿等。

肾主水，为气之根，内寄元阴元阳。久咳久喘必伤肾，肾伤不纳则气根不固。《证治准绳》谓："真元耗损，喘生于肾气之上奔。"指的就是肾元不固，气不摄纳的虚喘。肾阴虚者，精不内守，症见精神委顿、头昏耳鸣、眼花、腰膝无力、舌质红瘦、脉沉细、尺脉弱小。肾阳虚者，因阳微火衰，不能温煦蒸腾，气化失常，故水湿泛滥，肢体浮肿，腰尻和外阴湿冷，小便不利或清长频数，秋冬病剧。脉沉迟，尺弱。舌淡胖带齿痕，苔淡白。若阴盛阳微，寒水上逆，凌心射肺，则出现心动悸、喘促气逆、呕吐痰沫，并呈阵发性发作。同时可有面目和肢体浮肿、面色黧黑，严重时出现暴喘不止、大汗淋漓、脉散大，此为上实下虚，肾气不固，元阳欲脱的危候。

五、心

主要病变是：心气虚、心阳不振和心脉瘀阻，临床表现为虚喘、心悸、怔忡、心慌、心痛、出冷汗、昏愦、昏迷不醒等。

随着脾肺两脏气虚的逐渐加重，从宗气虚开始向心脏本身病变发展。首先是心气虚，其次是心阳不振，继则心脉瘀阻。

心气虚和心阳不振的常见症状是：短气似喘、声低气怯、心动悸、怔忡不宁。睑面虚浮、㿠白无华、四肢不温、脉沉细无力，时见歇止，严重时可见代脉。

因为心主血脉，气虚气滞则血行不畅，故见心脉瘀阻。症见胸膺窒闷、胸痛、心下痞满或见痞块、按之疼痛、脉络充盈、青筋暴露、人迎脉动、面色晦暗、唇舌色紫、脉沉涩等。

心藏神。心气虚，心血不足则神不守舍，故心悸不宁，惊惕多梦。如痰浊上逆，痰迷心窍则昏迷不醒、喉中痰鸣、四肢厥冷、脉象沉滑，是为痰厥。若为痰热则面赤气粗，痰声沥沥，咳痰稠黄，舌红口渴，脉滑数。寒痰则痰涎清稀，或有白沫，形寒脉紧。如气机不畅，浊气潴留，浊气与痰乘虚而入，上蒙清窍，则眩晕、头痛如裹、呼吸艰难、喉中痰声如洩锯、昏昏似睡、面色紫暗、汗出涔涔不止、身冷肢厥、两便自遗，脉散大无根，此为内闭外脱，最为凶险之候。如再引动肝风，则肢体抽搐。此时正虚邪实，症情危殆，常可导致死亡。

六、肝

主要病变是：肝气郁结，气滞血瘀，临床表现为气急、烦躁易怒、胸胁胀满、闷痛、胁下痞块、肚腹胀大、青筋暴露、爪甲青紫、指端肿胀、动风痉厥，出现吐血便血。

肝主疏泄而藏血，其疏泄功能除表现在情志活动和脾胃的运化外，对呼吸的升降运动也有着十分重要的作用。由于肺气虚，心阳不振，加之久病情志抑郁，情怀不畅，肝气不得条达，气血内郁，则两胁痞胀。久之则气滞血瘀，形成痞块。肺气愈虚，心阳愈衰，则气滞血瘀愈甚，痞块则愈坚愈大，并可同时在两胁出现痞块。因此，痞块的大小及硬度，也是测知瘀血轻重及心阳虚衰程度的重要指征。若肝失藏血之职，则可出现吐血或便血，或两者并见。严重的出血，可使患者迅即死亡。另一方面，因为肝失疏泄，反过来，又影响到心阳的舒达和肺的宣降，以及脾的运化，这种互为因果的恶性循环可使病情更趋向复杂和恶化。再则，肝为风木之脏，最易与风痰相互为患。故又可见到动风眩仆、痉厥、抽搐、眼神凝滞或两眼窜视或上翻、昏迷不醒等症，这些都是疾病严重的表现。

讨论

综上所述，肺心病是一种本虚标实的全身性疾病，病程长，病情复杂。笔者体会到，运用脏腑和气血辨证，条理清楚，能比较系统和客观地阐明肺心病在各个时期所常见的各种并发病症的证型，并且也容易掌握和运用，确有临床实用价值。

总地说来，肺心病的病机特点有两个方面：一是气虚气滞，气虚既包括了肺气虚、脾气虚、肾气虚和心气虚，也包括了宗气虚、元气虚、营气虚和卫气虚。因为气虚而致气滞，是肺心病的发病基础，痰饮水湿内生则使病情由虚转化为虚中挟实、虚实并见。宗气虚又是气病及血，肺病及心的一个转折性的病理阶段。二是五脏俱病，四脏皆虚而唯肝脏实。其病变程序依次是：肺→脾→肾→心→肝，病变的中心在肺与心。简言之：肺虚宣降无权，脾虚化源不足，肾虚气而根不固，心阳虚而血脉瘀滞，肝气郁而气滞血瘀。本病的死亡多因心阳衰竭，或痰浊阻遏气机所致。

应该指出的是，本病在发展过程中，从理论上讲，脾脏是关键性的一脏。这是因为元气是脏腑生理活动的原动力，宗气贯心脉而行呼吸，卫气密腠理、护肌表，营气注于脉而为血，以营五脏六腑。以上诸般之气，对机体正常的生命活动都是十分重要的，而且皆赖脾脏的生化滋养。脾为后天之本，脾脏既虚，则诸气皆虚。因此，培土生金，益气健脾是贯串整个病程中的，扶正祛邪、控制病情发展的重要治疗环节。这一治法，虽然不可能显效于一时，但从整体观念来看，是具有深远的临床意义的。根据有关文献资料，从失去代偿功能的肺气肿，至肺心病的形成，病程大约为8年。[6]所以，如果坚持这一治法，是有着充分的治疗机会，可以有效地控制或延迟病情的自然转归和发展。李东垣谓："其治肺、心、肝、肾，有余或不足，或补或泻，唯益脾胃为切。"张景岳也提出："调脾胃即所以安五脏。"现代医学的研究[2][3][4]也证明了脾气虚弱的患者，除了消化系统功能紊乱，如小肠吸收功能低下、血清胃泌素水平降低、胰脏分泌淀粉酶功能减弱及交感神经功能抑制外，还表现为全身性衰竭和营养代谢的失调，并与生命活动过程中重要的调节物质环磷酸腺苷等有着密切关系，有的资料[5]还指出健脾益气药对消化系统、自主神经系统、内分泌系统及免疫功能均有调整作用。由此看来，脾胃学说的理论及其临床应用价值确是毋庸置疑的。

结论

本文运用了中国医学理论的藏象学说，对肺心病的病机作了初步分析，强调了健脾益气在肺心病的临床预、防、治上的重要性。

参考文献

[1] 上海第一医学院中山医院 . 慢性肺源性心脏病 . 上海：上海人民卫生出版社，1976: 2.

[2] 高墀岩等 . 中医杂志 . 1980, (9): 27.

[3] 陈泽霖等 . 中医杂志 . 1980, (12): 67.

[4] 张育轩等 . 中医杂志 . 1983, (8): 72.

[5] 姜春华等 . 中医治则研究 . 上海：上海科技出版社，1983: 153.

[6] 上海第一医学院 . 实用内科学 . 北京：人民卫生出版社，1973: 781.

说明：本文初稿完成于 1986 年，1991 年曾收录于《深圳市中西医结合学会第一届学术年会论文集》，2003 年 12 月发表于《中华临床医学研究杂志》。

论 "痿厥" 是为带脉病

(附病案四例并论治)

痿厥是一种突发的急性疾病，主要病因是阳气虚弱，络脉空虚，带脉不固，由外感寒厉之邪而发。其特点是发病急骤，病情严重，使用大剂温阳益气的中药往往可以收到立竿见影的治疗效果。

痿证又称痿躄，语出《素问·痿论》，是肢体痿弱废用的一类病证。初起多见下肢无力，渐至手足软弱，麻木不仁或肢体寒冷，皮温降低，其成因有外感寒邪或热病后、产后而致病的。其病机大多与肝肾亏损、精血不足，筋脉失养，或肺热津枯、阳明湿热等有关。痿厥，《中国医学大辞典》谓："乃痿病与厥病杂合之证也。"[1] 此处之"厥"，当指肌体或四肢逆冷为主症之厥。《素问·阴阳别论》曰："三阳为病，发寒热，下为痈肿，及为痿厥腨痛。"[2] 腨即腓腨，腓肠肌是也。痛者，"酸疼也，疲也"（《中国医学大辞典》）。《素问·四气调神大论》："冬三月……逆之则伤肾，春为痿厥"。[3] 冬气寒，寒邪最易伤阳。肾者，元阴元阳之所寄，阳之根也。《素问·生气通天论》："秋伤于湿，上逆而咳，发为痿厥。"[4] 综上所述，痿厥之证，病在三阳，因逆冬令之气而伤肾，或秋伤瘀湿邪而发。同时可有发寒热和咳嗽等外感症状，也就是说可有上呼吸道感染的过程。

带脉，为奇经八脉之一，是人身所有经脉中唯一一条横向行走的经脉。《难经·二十八难》谓："带脉者，起于季胁，回身一周。"[5] 其功能是总束诸脉，使之上下有常。当带脉病变时，则"腹满，腰溶溶若坐水中"。之所以"腹满"者，因腑气不通，两便不利所致。"溶溶"者，水盛也（《说文》），又作溶化解（《辞海》）。"腰溶溶若坐水中"者，是对腰肢寒冷，沉重无力，软瘫不能自持的生动描述。《中医名词术语选释》谓："带脉本经有病时，主要有腹部胀满，腰部无力，下肢软弱不能走路，怕冷以及妇女月经不调，赤白带下等病症。"

痿厥是一种突发的急性病证，其内在病因主要是阳气虚弱，络脉空虚，带脉不固，外因是感伤寒厉之邪。

痿厥的发病有其独有的特征，最显著的是发病急骤，病情严重，但如果治疗及时、合理，多数病例都能快速痊愈，但在疲劳过度或再次受寒时仍有复发的可能。

在痿厥的治疗方面，应该以温阳益气、温通经脉为原则，而且剂量宜大不宜小。但不宜用甘缓之品，尤其是甘草不宜使用。若兼见湿邪者可兼用通阳化湿之品，两便障碍者宜加入温肾通便之肉苁蓉和泽泻、杏仁之属，一般禁用泻剂。此外，固护阳气，外避风寒，也是防治痿厥的一项重要措施。

值得一提的是：笔者发现西医急性横贯性脊髓炎的临床表现与痿厥十分相似，[6] 其腰部出现的束带感过敏带也与带脉的循行部位相一致。虽然其节段平面可随病情变化而有升降，但其走向总是相同的，这也可以理解为一种特殊的经络现象。

现将笔者历年来经治的痿厥病例,挑选 4 例附录以后。

病例 1:

黄某某,男,19 岁,揭阳东山沟口村人,1975 年 9 月初诊。

因下肢痿软无力两天,由当地医生及患者家属护送来门诊。

患者神志清楚,两下肢呈弛缓性瘫痪,无法站立,自觉腰及双下肢沉重乏力并有酸麻感。腰椎第 2、第 3 椎平面处有紧束和酸胀感,大小便困难。下肢皮温明显降低,痛觉减退。膝反射迟钝,未引出病理反射。舌苔薄白,脉浮紧。患者去年曾经同样发病一次,在县某医院住院 10 余天,治愈出院后无明显后遗症。

处方:

| 黄芪 24g | 桂枝 15g | 白芍 15g | 生姜 9g |
| 大枣 7 枚 | 淫羊藿 30g | | |

2 剂,水煎趁热服,慎风寒。

上方服 1 剂后,症状即见好转。自觉腰肢较有力,能自己站立。3 剂后(即服药第 3 天)已能步行约 200m。服完 4 剂已如常人,下肢无力感完全消失,再予原方 6 剂以巩固之。是年冬月因下河劳动受寒,又有腰肢无力感,原方予之,数剂即愈,此后多年随访未再复发。

按:此例患者为笔者临床所见的首例痿厥患者,以黄芪桂枝五物汤加入大剂量淫羊藿,获得了满意的疗效。黄芪桂枝五物汤来源于《金匮要略》[7],为治疗血痹证的主要方剂。血痹的主要表现是肌肤麻木不仁、脉微而涩紧。脉微者，阳气虚也。涩为血滞，紧则为寒。其病机为阳气虚弱，血脉凝滞及感受风寒。与本例患者颇为符合，故用之能效。淫羊藿又名仙灵脾，《本经》列为中品。味辛、苦温，入肝肾经，有补肾壮阳，祛风除痹和"益气力"（《本经》）的功用。常用量一般在 15g 以下，因本例患者病情严重，所以加大剂量使用。现代药理学认为，淫羊藿有类似雄激素样的药理作用，并对脊髓灰质炎病毒及其他肠道病毒有明显的抑制作用。[8] 从中医临床疗效来看，除了有壮阳祛风湿作用外，笔者初步认为其对带脉病变，特别是痿厥的治疗似有特殊的功效。

病例 2：

黄某某，男，40 余岁，揭阳玉浦村人，1984 年 8 月初诊。

患者独居，因昨夜感受风寒，晨醒无力起床而托邻居急邀出诊。

患者神志清醒，语言如常，但无法翻身，自觉腰部以下冷麻无力，皮温降低，痛觉基本消失。下肢无力伸屈，腰部有酸麻和紧缩感，膝反射消失。脉浮紧，舌苔薄白。

处方：

| 桂枝 15g | 黄芪 24g | 白芍 15g | 淫羊藿 30g |
| 生姜 15g | 大枣 7 枚 | | |

2 剂，急煎热服，并嘱患者邻居，若病情有变随时来院告知。

是日下午将下班时，仍不见其邻居前来复话，遂前往巡视。见其家中空无一人，询之邻里，言其服药至午后即恢复如常人，已独自外出散步矣，皆笑谈其为奇证。此例患者经多年随访，未再复发。

病例3：

陈某，男，20余岁，湖南籍。

1994年本人在深圳市主办中医诊所，春节后一清晨，尚未开诊，见五六位外地青年民工背着一患者在门口等候。诉说患者下肢无力，不能站立，而来求诊。询问中得知，昨晚住某工地，适逢寒流暴至，天气寒冷，与同乡工友玩扑克牌至深夜，晨醒即不能起床。患者神志清醒，病容痛苦，腰及下肢冰冷，麻木无力，腰2～3椎处双侧有辣痛及紧缩感。腹胀，小便难。脉浮紧，舌淡，苔薄白。

处方：

黄芪 30g	桂枝 18g	白芍 15g	北细辛 6g
淫羊藿 35g	生姜 15g	大枣 7枚	

急煎热服，辅以热粥，以助药力，嘱日进2剂，明日再诊。

次日上午9时许，该患者携其同乡步行前来道谢，自诉除下肢微有冷麻感外，体力已近正常。嘱原方再服3剂，以巩固疗效。

按：本例患者因经济困难，突患此疾，甚为忧虑。曾问之何时能愈？余曰：若无其他意外，3～5天或者可愈，果如所料矣。

病例4：

黄某某，女，26岁，揭阳市新河村人，2001年3月初诊。

患者月余前自觉下肢酸楚乏力，渐次加重并觉腰酸。因误信巫而耽误治疗 10 余天，病益甚，已难站立。经住市某医院 5 天，病情继续加重而自动出院。停用所有西药，要求出诊。

患者神志清楚。下肢用毛毡包裹。诉说腰以下寒冷麻木无力，无法站立，腹部胀满，大小便困难。腰、胸椎间有一圈麻痛紧束感，甚觉不适，并有逐渐向上发展的感觉。脉弦紧，舌质暗红，舌苔薄白。阳虚之体，暴受风寒，带脉失约，治疗用温阳养血通络法。

处方：

黄芪 30g	桂枝 18g	白芍 15g	细辛 6g
淫羊藿 30g	当归 15g	生姜 15g	大枣 7 枚

嘱注意保暖，外避风寒，并忌食生冷及酸性食品。

上方服完 5 剂，下肢冷麻感已减轻，已略可站立，但大小便仍较困难。原方加鹿角霜 15g，肉苁蓉 15g，杏仁 12g，泽泻 10g。再服 3 剂。

以后以此方出入治疗。约 12 剂后已能在室内行走。病情日见好转。至 4 月 9 日其家翁来院喜告余曰：患者已痊愈，已可骑自行车外出矣。

参考文献

[1] 谢观. 中国医学大辞典，下册. 3544.

[2][3][4] 山东中医学院等. 黄帝内经素问校释. 北京：人民卫生出版社，1982: 112. 20. 46.

[5] 南京中医学院. 难经校释. 北京：人民卫生出版社，1984: 71.

[6] 天津医学院附属医院. 实用神经病学. 天津：天津人民出版社，1984: 70.

[7] 冉小峰主编．历代名医良方选释．北京：科技文献出版社，
1983: 284.

[8] 江苏新医学院．中药大辞典：下册．上海：上海科技出版社，
1986: 2251.

说明： 本文曾发表于 2003 年 12 月《中华临床医学研究杂志》，2004 年被收录于《中国医学论文汇集》。

（2002 年初稿）

浅谈异病同治与同病异治
——读《证治指南》札记

徐灵胎是清代著名医学家之一，其医术精湛，一生著作甚丰。在其临床代表作《证治指南》一书中，他把具有中医特色的异病同治和同病异治，灵活地应用于临床，并发挥得淋漓尽致，这在今天的中医临床工作上仍然有着普遍的指导意义。

辨证论治，是中国医学的基本特点之一。

准确的辨证，是正确论治的重要依据，而异病同治和同病异治，则是临床辨证论治付诸实践的具体措施之一。同时，也可从中反映出一个医生在临床诊断治疗上的技巧和学术水平。

异病同治，是指多种不同病症，采用相同的一种治法（包括治则和基本方药）；同病异治，则是指同一种类的病症，分别采用不同的治法（也包括治则和方药）。一般而论，前者主要是针对疾病发生的机制而言，后者是针对病因（包括人、地、时）的不同而言。

《证治指南》[1]是清代名医徐大椿（字灵胎，1693—1771）所撰，是一部有临床实用价值的医学著作，是初涉临床医生的一部重要的参考书。该书的特点是文字精练、提纲挈领、辨证精当、思路广泛、治法灵活。近代对徐氏的学术成就，给予很高的评价。认为其"最大的优点，表现在治病能根据患者的不同体质、不同病因和不同的受邪部位，而精确进行辨证施治，并能够熟练地掌握理、法、方、药的运用。"[2]《证治指南》突出地表现了徐氏的这些特点，尤其在异病同治和同病异治的临床运用方面，更是独具匠心。

一、关于异病同治

《证治指南》全书8卷，以论述内科病证为主。全书论述了76种常见病证的辨证论治，涉及面较广。在异病同治（按：此处之"病"，也包括"证"的内容）方面，较有代表性的有补中益气汤和二陈汤的运用。特别是补中益气汤的运用，更为广泛和突出，也是异病同治方面的典型。徐氏运用补中益气汤治疗的病证很广，有发热、恶寒、黄病、眩晕、头痛、耳痛、喘病、痞满、痫证、久泻、久痢、便血、淋证、遗溺、癃闭、便秘、脱肛等36个病证。在这些病证中，凡是病机为劳倦或饮食伤中、脾胃气虚、清阳不升者，徐氏都采用补中益气汤作为基本治疗方法。但是，在方药的具体运用上，他又根据不同的情况，采用了极其灵活的加减法。有时在服药的方法上，也做了灵活变通，使方药更加切合病情。例如，徐氏既用补中益气汤治疗久泻久痢，又用其来治疗便秘。两者看似互相矛盾，但病机均缘于脾胃虚弱，中气不足，所以，可以用同一方法来治疗。常法两证一宜涩，一宜通，殊不相同。因此，在具体用药上，就分别采用了久泻久痢者加粟壳、乌梅，兼用了酸收之法。对大便秘结者，则倍用当归，并冲入白蜜、麻油，以养血润肠，寓甘润之法于方中。两证虽加入药物各异，但都十分中肯，恰到好处。又如，癃闭与遗溺，常法一宜疏利，一宜固摄。徐氏就采取了治癃闭加茯苓、车前子，以渗利膀胱。治遗溺则加附子，以温暖肾阳，以助其补气固摄。再如，治便血时，倍用黄芪加炮姜，重在补气温阳以摄血。而治疗便秘时，却倍用当归，以养血润肠。两者一重在补气，一重在益血。药仅在一两味之差，但用意深奥，耐人寻味。在运用补中益气汤治疗久痢的同时，徐氏还根据患者的体质和兼证，再分别进行加减。例如，久痢气虚下陷者，加入木香、益智仁，使其收而不滞，不致有闭门留寇之弊。对先脓血、后白沫者，则加炮姜、赤石脂，目的在于温脾土、实大肠。痢后发疟者，加干姜、肉桂，以温脾肾之阳。休息痢加肉豆蔻、木香，并吞服驻车丸，目的在于补脾、收涩、止痢的同时，兼顾益阴血（按：久痢必伤阴血）及祛余邪。治疗脱肛一证，徐氏主张，因气虚下陷者，升、柴宜醋炒；痢久肠虚者，加诃子、粟壳。并云：久痢、年高、病后、产后及泻后作痢者，具宜补中益气汤加炮姜。有血者，加乌梅，这也体现了徐氏在临床治疗上重视顾护胃气和人身元气的学术特点，并全面地注意到患者的年龄、病因、体质和疾病的关系。同时，他也严格考虑到在治疗上理、法、方、药的一致性。徐氏在治疗妇人妊娠，胞胎压迫膀胱引起的癃闭（转胞）时，采用了补中益气汤探吐的治法，这就合并运用了八法之中的吐法。一般来说，吐法是为中、上焦的痰、食（也包括毒物）实邪而设。而徐氏却用补中益气汤探吐来治疗转胞癃闭，可谓是独出心裁,与明代吴绶所创参芦散用于虚人涌吐之法有异曲同工之妙。在治法上,应该说是一个新的内容。徐氏还用补中益气汤治疗大肠咳嗽(去升麻加桔梗)、脾肺虚喘(去升麻加麦、味)、痫证气虚昼发者(加益智仁)、劳役痞满、黄病(脾气下陷兼湿热者)等,为一般医家所少用。自东垣之补中益气汤问世以来,历代医家一直沿用不衰。但运用如此之广泛和加减如此灵活者,莫如徐灵胎。在《证治指南》中,本方加减所用的药物(原方不计入)有近40种之多。近代用本方治疗乳糜尿、小便出血、内脏下垂、重症肌无力、白细胞减少症、低血压,以及经、带、胎产等病证,可以说徐氏是起到了承先启后的作用。

二、关于同病异治

在同病异治方面,徐氏在辨证上,也极为灵活。如书中卷7《便血》篇,除了按肠风、远血、近血辨治外,又以四物汤通治之。兼风邪加荆芥,湿邪加苍术、白芷,热加芩、连,寒加姜、桂、木香,气滞加枳壳、香附;瘀加韭汁、桃仁,气虚加参、芪、术、草,气陷加参、芪、升、柴,虚热加阿胶、生地,虚寒加附子、炮姜。这样一来,在同用四物汤的情况下,结合患者的病因、体质以及病证的性质,兼顾了风、湿、寒、热、气滞、血瘀、气虚、气陷、虚热、虚寒等十种证型。再如,《郁证》,徐氏推崇朱丹溪之越鞠丸,认为此方"得治郁之要"。他还认为"治郁多以调中为要。盖脾胃居中,心肺在上,肝肾在下,而四脏之气皆禀于中州;况喜怒不节,饮食不调,肝胃常先受伤，故中州受郁常多也"。因此，他主张用二陈汤加川芎、香附以理气调中。对湿郁者加入苍术、白芷，热郁加黄芩、山栀；痰郁加蒌仁、川贝，食郁加山楂、麦芽；血郁加桃仁、红花，气郁加枳壳、厚朴。既继承了朱丹溪的治郁理论和传统疗法，又开拓了用药的范围，师法于古而不泥于古。

再如，《耳病》篇。徐氏对"耳聋"一证，根据其病因，分别进行辩治：风聋用清神散（《证治准绳》方：菊花、白僵蚕、芥穗、羌活、木通、川芎、防风、木香、石菖、甘草）加独活、细辛，郁聋二陈汤加郁金、香附、乌药，劳聋用补中益气加菖蒲、远志；精耗耳聋地黄汤加五味、枸杞，虚阳上浮耳聋，八味丸加磁石、龟板；肝胆火聋，小柴胡加芎、归、胆草、山栀；脾胃实火耳聋，清胃散加芩、柏；肾阴虚火聋，知柏八味丸；肾（气）虚聋磁石地黄汤；痰火聋导痰汤加莲、栀、生地，凡十一种治法。再如，卷五《腰痛》一篇，徐氏根据各种不同的病因和病机，分别采用了二十多个方剂来进行辨证治疗。如此详细、精确的辨证和用药，其疗效必然是相当显著的。类如以上的例子，书中不胜枚举。

除了以上所述之外，徐氏在《证治指南》中还介绍了不少灵活简便、行之有效的治疗方法。比如，在治疗哮证"喉中水鸡声者，用小青龙汤探吐"；治小便浊，主张"嚼白果"，因其"善去浊湿污垢"；治妊娠转脬癃闭，"内服甘草汤，外涂甘遂末，药味相反，胞系即转"（按：此法最早见于刘河间《保命集》，原用以治疗"水肿服药未消者"）；在治疗"疝证"时，"令患疝人忍小便入浴（按：当入热水盆浴），揉令腹中和畅，再出浴小便，使寒湿乘热发泄"，以助药物发挥作用，所有这些都是可贵的经验之谈。

小结

徐灵胎在中国医学上的学术造诣很深，一生著作甚多，《证治指南》是其中之一。虽然篇幅不长，但突出地表现了徐氏在理论联系实际的基础上，辨证论治的高度概括性和灵活性。特别在异病同治和同病异治的临床运用上，有其独到之处。在具体立法、选方遣药时，不拘守成方，坚持多层次辨证。在治疗上有同有异，使方药（包括配合治疗的方法）的运用能丝丝入扣，切合病情，表现了他严谨的治学精神和高度娴熟的诊疗技巧，给后学者不少有益的启示。本文就个人学习《证治指南》的粗浅体会，整理成文，从方药上入手，阐述一些有代表性的病证，试图从中找出辨证论治的一般规律性，并运用于临床。

参考文献

[1] 徐灵胎 . 证治指南 . 旧版 .

[2] 北京中医学院 . 中医各家学说讲义 . 上海：上海科技出版社，1964: 258.

（1983 年初稿）

老年病中医病机及病理特点初探

本文目的是为了探讨老年病的中医发病机制及病理特点。本文运用中医学的基本理论和脏象学说，从生理学的角度入手，探讨了老年病的发病机制及病理特点，揭示了老年病的病理变化机制。通过分析证明了：肾精虚生机衰减；脾虚化源不足；脏腑功能全面衰退，以致脏不藏精，腑不化物，六郁致滞。以上三者，是老年病的发病机理。老年病的病理特点是：（1）本虚标实，虚实并存；（2）多脏同病；（3）状表现不典型；（4）恢复期长。

衰老，是人类生命活动过程中不可避免的必然规律。研究人类衰老的病因和机理，并提供科学合理的防治措施，是医学界一个重大课题。

按照中医的病因学说，致病原因有外因（六淫，疫疬）、内因（七情，饮食劳倦，房事）及不内外因（意外伤害）三种，老年病当然也不例外。但在病机上不同的是，老年性疾病是涉及机体多系统的、多病种在内的疾病群（并非症候群）。由于涉及面广，且有多种疾病共存的特点，临床表现比较复杂。但从整个生命的盛衰过程来看，机体的生理和病理变化也必定是有规律可循的。如果找出这些规律和特点，对于开展老年疾病的研究和防治，将会有很大的帮助。笔者从事临床工作多年，接触老年患者不少。现从中医的基本理论角度出发，对老年病的病机和病理特点作初步探讨，并试行归类分述。不妥之处，请同行予以指正。

一、肾精虚亏，生机衰减

在生理上，肾者藏精，为先天之本。精，是生命的基础。精充足则生命力强，能适应外在环境的变化，不易受病。精虚则生命力减弱，适应能力和抗病能力均可减弱。肾，又为元阴、元阳之所寄，人身的元气根源于肾，贮藏于丹田，并赖后天水谷之精气不断滋养，来推动全身脏腑的一切生理活动。同时，肾又主骨髓。脑者为髓之海，肾又为元气之根。人到中年后，人体的机能从发育的顶峰，开始衰退。故《黄帝内经》云："年四十，阴气自半，起居衰矣。"因为肾精虚而导致的老年性疾病有：性功能减退、更年期综合征、脑萎缩、震颤性麻痹、老年性肾炎、慢性支气管炎、哮喘、骨质增生、老年性关节病、骨质疏松、听力及视力障碍、神经衰弱、前列腺疾病、老年性妇科疾病，如老年性阴道炎、中老年功能性子宫出血等。

肾藏志。《灵枢·本神》谓："心有所忆，谓之意。"又说："意之所存谓之志。"而"意"者，指意念，是一种思维活动。肾精若亏，则脑髓空虚，神无所寄，思维发生障碍。故可见老年性精神病、老年性痴呆、健忘、失忆等。同时，肾主骨，齿为骨之余；发者，血之余，精血同源。肾精已亏，也必然出现发脱、齿落等症。

肾精，为生机所系，肾精若亏，则生机日衰。故人体对疾病的耐受能力和机体的修复机能也明显衰退。因而出现了老年病之缠绵难愈，时时反复，病愈后康复缓慢等病理特点。

二、脾脏虚，化源不足

从中医的生理学角度来看，脾为后天之本，气血的生化之源。人身之气，包括了元气、宗气、卫气、营气以及五脏本身之气。其元气者，为先天之精所化，是生命活动的原动力；宗气者，贯心脉而行呼吸，直接参与血（体）气（肺）的大、小循环；营气者，为脾之精气，奉心化赤而为血，营养全身脏腑和四肢百骸；卫气者，密腠理，固护肌表，防御外邪入侵。以上诸气，均靠脾脏的滋生和补充，所以脾与生命活动息息相关。有人认为老年人只要饮食正常，便是脾胃不虚。其实，这是一种误解。因为人至中年以后，全身脏腑机能都处在衰退状态，脾脏的运化功能也必然减弱。即使食量正常，其对营养的摄取能力已明显降低。同时，其他各脏腑对水谷精气能量的利用率也明显降低。而未能被利用的部分，却成了机体的额外负担，并且成为致病的因素之一（这就是营养过剩致病的问题，在下面再做讨论）。因为脾虚为主要原因而造成的老年性疾病有：慢性胃炎（包括萎缩性胃炎）、溃疡病、慢性肠炎、营养性水肿、胃下垂、疝气、老年肺气肿、慢性支气管炎、肺结核、肺心病、低血压、各种贫血以及皮肤病（营养性或获得性）等。

三、脏腑虚衰，六郁致滞

中医古籍及有关文献历来认为：要保健长寿，就必须不断地纳新除陈。史书《吕氏春秋》就有这样的记述："用其新，弃其陈，腠理遂通，精气日新，邪气尽去，及其天年。"这是古籍上有关养生的最早记载，对于指导人们今天的养生保健仍然有着重要意义。因为，人体随着年龄的增长，逐渐走向衰老，脏腑功能也日益衰退，机体的代谢机制也在日渐减缓。脏者，藏精气而不泻；腑者，主化物，泻糟粕而不藏；六腑者，皆以通为用。因脏腑自身功能低下，应藏者不藏，应泻者不泻，应通者不通，造成了对能量的吸收利用以及排腐除陈的功能不足，以致大量的代谢物，也包括未能被利用的能量物质堆积的情况。这也是老年病的主要特征之一。通常所说的营养过剩，并非单指高脂、高胆固醇、高糖一类（中医称为膏粱厚味之品）的食物摄入过多，而是指各种未能被机体利用的、多余的营养物质。同时，也包括了人体气、血和水液循环代谢过程中，未能及时排出而积蓄在体内的有害物质在内，中医把这种病理变化称之为"郁"。郁证有气、血、痰、湿、火、食之分，金元时期的著名医学家朱丹溪认为"气血冲和，百病不生。一有怫郁，百病生焉。故人身诸病多生于郁。"又说，"郁者，结聚而不得发越也。当升者不得升，当降者不得降，当变化者不得变化"（《丹溪心法》），并强调气郁是诸郁之首，同时也指出，情志之郁致病的重要性，这些郁证在老年性疾病中都有典型的表现。因为六郁致滞所引起的老年病有：慢性胃炎、慢性肝炎、脂肪肝、胆石症、高脂血症、高黏滞血症、高血压、脑梗死、心血管病、痛风、肩周炎、肥胖、糖尿病、习惯性便秘、痔疮、老年性周围血管病、皮肤病（代谢性）、肿瘤、水肿（多原因性）、泌尿系结石、前列腺肥大等。

综上所述，以中国医学的观点分析，老年病的主要病机在于脏腑机能的衰退。特别是肾脏和脾脏的虚衰，是老年病的发病学基础。六郁致滞，更增加了病理的复杂性和疾病的多样性。因为老年病是多系统、多病种的疾病群，而每一种疾病都可能有多种因素参与其中。所以，只能择其要进行归纳分类。

四、老年病的病理特点

1. 本虚标实，虚实并存。从上面对老年病机的分析中可以看出，肾精亏耗、化源不足、脏腑功能衰退是老年病的根本原因。而因脏腑代谢功能不良而产生的大量有害物质蓄积，则是为标，故称之为本虚标实、虚实并存。

2. 多脏同病。因为老年人全身脏器都处在衰退的状态，正气怯弱。按五脏生克关系的理论，一脏有病，极容易波及其他器官。

3. 病状表现不典型。因为老年人机体反应性差，不论是在主观反映或临床体征表现上，往往不突出，因此比较容易误诊。

4. 恢复期长。这是因为老年人生理机能衰退、免疫功能低下、机体修复能力差的缘故。

此外，老年病的病因，还与家庭环境、个人生活习惯、人际关系、文化水平、心理素质、经济状况等社会因素有关。这些都是不容忽视的问题。

说明：本文曾刊登在《中国老年学杂志》2004 年 7 月第 24 卷第 8 页。

（2004 年 4 月初稿）

"外感反能食"释

临床上可以见到这种情况：患者在感受外邪的前几天，或从感受外邪开始，即出现食欲亢进，消谷善饥，进食比平时明显增多的现象。早年临证时，对此情况常常不得其解。因为，一般而言，凡疾病之始，皆因正虚。故《黄帝内经》云："邪之所凑，其气必虚。"正气已虚，患者常有疲乏、倦怠、食欲不振等表现，为何会出现反能食的现象呢？

人体是一个高度统一的生命物体，所谓"阴平阳秘，精神乃治"。五脏六腑阴阳平衡，精神内守，腠理固密，机体便可以维持在正常的生命活动状态，这就是《黄帝内经》所说的"正气内存，邪不可干"。一旦阴阳失调，七情不和，或腠理不固，卫气不能护卫肌表，不能抵御六淫外来之邪，则病成矣。

当人体出现卫气虚不足以卫外，或已感受外邪而正气不足与邪气抗衡时，机体必需调节自身的抗病能力，以达到"正气来复"，驱邪外出。人体的生理调节功能（相当于现代医学的免疫系统）此时便发挥了积极的作用，指令脾胃摄取营养资源，来充实正气。这是人体生理上一种潜在的、正常的保护性的调节反应，因此便促成了脾胃必需临时"加班加点"，摄入大量的食物以滋生养正之气，因而胃阳亢动，出现消谷善饥、饮食倍常等反常现象。

　　脾胃是人体的后天之本，同属中焦脾土。脾之与胃，一脏一腑，一阴一阳，一升一降，一润一燥。脾主运化，胃主纳谷，互相配合，是维持生命正常状态的源泉。人体之元气靠其滋养，宗气靠其生化，卫、营之气亦靠其滋生。总之，全身所有生命之气，包括五脏六腑自身之气，无一不是靠脾胃滋生。外感反能食的患者，常属胃阳亢健的人。外感后容易从阳化热伤津。可见高热、烦渴、便秘、舌红苔黄、脉洪大或沉数等症。而外感后食欲严重受影响的患者，则多属中气不足、脾胃虚弱的患者。得病后则邪气多从寒化，而发展为阴寒证，多表现为恶寒倦卧、食少、腹冷痛、便溏下利、小便清长、脉沉迟、舌淡苔白等见症。这也证明了，外邪致病的传变规律"实则阳明，虚则太阴"的论断是非常客观和正确的。

　　　　　　　　　　本文见 2003 年 6 月 7 日《中国中医药报》

谈麻黄附子细辛汤的临床应用

麻黄附子细辛汤，见《伤寒论》之少阴篇。伤寒病传变至少阴，病位在心、肾两脏，少阴病有寒化和热化两端。《伤寒论》第281条："少阴之为病，脉微细，但欲寐也。"301条："少阴病，始得之，反发热，脉沉者，麻黄附子细辛汤主之。"其原方为：麻黄二两，去节 细辛二两 附子一枚炮，去皮，破八片。上三味，以水一斗，先煮麻黄，减二升，去上沫，纳诸药，煮取三升，去滓。温服一升，日三服。麻黄附子细辛汤，以附子为君，温阳固本；细辛辛热散寒；麻黄辛温发汗，驱邪外出，为少阴病之寒证第一方也。此方药味虽少，但温阳解表力宏，是著名的方剂之一。近代医家对此方的应用更有所发挥，据文献报道，本方对寒痹、面瘫、低血压、病态窦房结综合征、房颤并发循环障碍、高原综合征、嗜睡、失音等都能收到较好的效果。[1] 笔者亦常用此方治疗阳虚外感、风邪入脑之头痛、风寒暴瘖以及色寒证（伤寒"两感"证）、手少阴本经脉病等，也收到较好疗效。现介绍如下：

一、风寒暴瘖

因感受寒厉之邪，突然失音，咽喉剧痛，吞咽不利者，多称为急喉瘖。本证与风热急喉瘖相似，所不同者在于，患者形寒脉紧、舌淡苔白、口中和、小便清长、大便不实或溏。

处方：

麻黄 6g　　　炮附子 9g　　　北细辛 5g　　　人参叶 9g
生姜 9g

水煎温服，服时逐口慢呷，常收奇效。

按：方中人参叶，苦、甘而寒，入肺、胃经。《纲目拾遗》谓其"补中带表"，对各种失音均有明显疗效。笔者用上方治愈多例风寒失音患者，一般而言，对阳虚而风寒重者效果更佳。

二、风邪入脑头痛

中医古籍中在介绍头痛一证时，有言风邪入脑者。如《寿世保元》（明代龚廷贤）就有风入脑髓之说。据笔者临床观察，这类头痛患者，常以后脑为甚，有时连及巅顶，痛较剧烈，常因外感风邪，或因劳倦而发作。多呈慢性经过，且反复难愈为其特征。与现代医学之神经性头痛（如枕神经痛）比较接近。发作时常有疲乏、烦躁呻吟、出冷汗、恶寒、面色苍白、以手抱头或用毛巾包扎。有的还有周期性发作，普通药物常难以奏效。

处方：

麻黄 9g　　　细辛 5g　　　炮附子 15g　　　制川乌 10g
制草乌 10g　　制南星 10g　　川芎 10g　　　全蝎 5g
老葱头 5 个（或葱白代之）

水煎服，可兑入黄酒一小杯。对特别顽固的患者，可加麝香 0.1g 吞服。

按：上方依法制成散剂久服，可作巩固治疗，高血压患者上方慎用。

三、色寒证

民间又称马上风、房内风，是一种因性行为引起的以腹痛为主症的急性疾病，一般医籍，包括《中国医学大辞典》均未见记载，目前尚未有统一病名。名老中医冷方南先生在一篇医话里称之为伤寒"两感"证，并介绍了四个病例。[2] 此证因在房事时感受风寒，邪气直中少、厥两阴经脉而致病，男女均有。临床表现为：突发性下腹部痉挛性剧痛、下腹部坚急拒按、形寒肢厥或伴有发热、面色晦暗或苍白。严重者全身战栗、口唇指甲青紫。脉多弦急或沉紧。舌苔淡白或紫暗。因为此证危急凶险，常被作为急腹症处理。冷方南先生介绍的四例中，除了一例及时就诊外，有两例被误诊为急腹症，一例被误诊为尿路感染。本证在诊断上，他强调除了要特别注意发病史外，还重点指出，有无阴中内抽感，这对本证的确诊十分重要。他同时指出，除了房事，手淫也同样可以发生此证，所介绍的四例中就有此一例。

笔者在多年的临证中也经治过一些色寒证患者。现列举两例如下。

病例 1：

黄某某，男，约 60 岁，东山玉浦村人，1984 年夏初诊。

因昨午夜突然腹部剧痛，自服成药无效，清晨而请出诊。患者恶寒，下腹挛急疼痛拒按。自觉阴茎酸楚，并向腹部引痛。肠鸣减弱，但无腹泻、呕吐，小便较短赤，但不热痛，阑尾区也未找出压痛点。脉弦紧，舌淡白。因未发现急腹症特征，余沉思片刻，告予先肌注罗痛定止痛后再做观察。患者不同意，并屏退围观的亲属。然后对吾耳语曰：病起昨夜房事之后，非为他故，愿以中药求治。余始恍然而悟。对曰：可也。

处方：

| 麻黄 9g | 炮黑附 15g | 北细辛 5g | 川楝 9g |
| 桂枝尖 15g | 葱白 15g | | |

急煎服。

另用葱白一斤，分成两半，轮换加酒炒热，熨下腹部，凉即易之。并嘱忌进生冷食品，注意保暖，并饮热粥辅之。至是日中午，痛即缓解，再剂而愈。

按：本例患者为余临证以来所见首例色寒证患者，因对病史了解不详，险致误治。据笔者老师介绍，本证并非绝无仅有，因误治致死者亦有之，惜历来方书及现行教材未见记述。

病例 2：

杜某某，女，30 余岁，住深圳沙头角某宿舍，1990 年秋初诊。

深秋之夜，凌晨约 2 点，与笔者同住一栋宿舍之李某，突叩门请出诊。云其妻突患腹痛甚剧，经服双飞人药水不见好转。患者面色苍白，神疲倦卧，全身战栗，下腹部坚急、疼痛，四肢逆冷。无呕吐及腹泻。脉弦紧，舌淡苔白。问其阴中是否抽痛？曰：然。余遂向其丈夫了解，是否病起在房事之后？证实无误。

处方：

麻黄 9g　　炮附子 15g　　辽细辛 5g　　炒小茴 9g
桂枝 15g　　生姜 15g　　葱白 15g

因患者自己开有中药店，嘱其急急取药煎服，并嘱注意休息和保暖，忌食生冷食物。至当日上午痛止，两剂而愈。

按：本证的治疗，在民间也有些土方法，但疗效难以确定。中药的治疗，原则上以温经散寒为主，但应坚持辨证论治的原则进行加减。如厥阴寒盛，阴冷囊缩、青筋显露者，应加吴茱萸、炒小茴；胀急者，加台乌、香附；小便短赤者，可加木通、橘核；外寒内实，舌苔黄而便秘，有阳明腑证者加大黄，也即大黄附子汤之意。再则，凡遇此证，加入桂枝、葱白、生姜以通阳透表，都是适宜的。

四、手少阴本经病

据有关文献记载，其表现为："目黄，胁痛，上肢内侧后缘疼痛，发冷，手掌热而痛"[3]。笔者曾治疗一例男性56岁患者，因左上肢疼痛3月余求治。患者痛处在左侧乳头周围及腋下极泉穴，沿左手内侧缘至手小指及无名指处疼痛。基本符合手少阴心经的走向。患者自觉经脉所经过处有肿胀发热麻木感，痛时伴有胸闷心烦。患肢抬高时则疼痛稍可减轻。多方治疗未愈。患者除偶有胸闷外，素来自觉身体壮健。心电图检查报告为心肌劳损。脉沉紧，舌苔稍黄腻。

处方：

麻黄 9g　　炮附子 12g　　北细辛 5g　　琥珀 6g

苦参 6g　　　血竭 3g _{研冲}

5 剂

服完，病况明显减轻。连服 15 剂，疼痛基本告愈。

按：现代医学也介绍过，典型的心绞痛患者，疼痛可从心前区放射至左上肢内侧，直至无名指及小指末端。这与左侧手少阴心经的循行部位基本相符，笔者认为这应该属于一种经络现象。本例患者是笔者临证经治的较特殊的患者，故做介绍。

参考文献

[1]　熊曼琪等 . 临证实用伤寒学 . 北京：中国科学技术出版社，1991：51.

[2]　中医研究院广安门医院 . 医话医论荟要 . 北京：人民卫生出版社，1982：305.

[3]　经络十讲 . 上海：上海人民出版社，1976：30.

本文见 2004 年 7 月 24 日《中国中医药报》

（2004 年 4 月 3 日初稿）

小针刀治疗膝关节骨质增生症

膝关节属于人体的大关节，承载负荷量大，并且参与频繁的屈伸运动，所以骨质增生的发生率较高，仅次于颈椎和腰椎，而且多发生于中老年人。膝关节增生可以发生在髌骨，但大多数发生在胫股关节面的胫骨平台上，多呈尖刺状增生。由于病变部位深入，药物口服或者外敷，一般难有理想的疗效。关节腔内注射泼尼松龙，也只能暂时缓解症状。通过临床实践证明，小针刀疗法是治疗本病的首选方法。

具体操作如下：首先结合 X 线片，确定病变部位。患者仰卧，屈膝 90°，在内或外膝眼穴稍下，髌骨韧带下端，与胫骨附着点略上缘处为进针点。严格消毒后，按定点、定向、（刃向）加压、进针的 4 步小针刀操作常规，进针至 2cm 左右时，开始沿胫骨关节面探查。如有触电感或剧痛，应把针刀退回少许，改变方向再行探查。当碰到增生的骨刺和周围的粘连组织时，患者一般都有较强烈的酸胀和痛感，这种感觉与平时的痛感很接近。此时，如碰到有坚韧的组织时，可以掉转刀刃，横切 2～3 刀，并向左右横拨 3～4 下。当接触到骨刺时，刀刃可沿胫骨关节面将高出的骨刺铲平。再把刀刃转为纵向，然后出针。按压无出血后，用消毒纱布敷贴刀口。然后对患肢做被动的大幅度屈伸动作 4～5 次。术毕患者即可起床走动，不必卧床休息。如有必要，10

天后可再治疗一次。笔者用此法治疗过约 10 例患者，效果满意，一般 3 次以内多可治愈。

小针刀治疗本病，除了直接去除骨刺外，还松解了周围的粘连组织，同时使膝关节腔得到减压，所以有明显的疗效。小针刀还对许多疾病有较好的疗效，如颈椎病、肩胛提肌陈旧性损伤、网球肘、第三腰椎横突综合征等，笔者都实践过，确有不错的效果。此外，笔者还治疗过一例 14 岁的先天性斜颈的患儿。按操作常规，在患侧胸锁乳突肌的接头处行横向切剥治疗，经两次手术，但效果不明显，可能与切剥的组织太少有关。

20 世纪 80 年代初期发展起来的小针刀疗法[1] 是一种闭合性的微创手术。是在中医针灸学基础上与西医外科手术相结合而产生的一门新的治疗技术。这一治疗技术有着广阔的发展前景，要掌握这种疗法，首先必须熟练地掌握解剖学和组织学知识，不要盲目使用，否则容易出事故。再说，小针刀疗法也有不足之处，主要是在松解病灶组织的同时，也损伤了正常的组织，并可造成新的粘连，以致一个病灶多次手术的情况（如网球肘），这是应该引起注意的。再者，因为小针刀疗法不适感较强，患者难免有些恐惧心理。如不事先做好解释工作，患者往往不能很好配合，这是针刀疗法难以推广的主要原因。

参考文献

[1] 朱汉章 . 小针刀疗法 . 北京：中国中医药出版社，1992.

（2003 年 12 月初稿）

谈钟乳石汤的应用

名老中医祝谌予先生，在一篇医话里介绍过一首治疗溃疡病的验方：钟乳石汤[1]。

处方：

钟乳石 30g　　黄柏 10g　　　肉桂 5g　　　蒲公英 30g
甘草 6g

据祝老介绍，本方用以治疗寒热综错，虚实夹杂，脾胃不和的溃疡病有良效。本方组方特别，从治肾入手而达到治脾胃的效果。方中以钟乳石暖肾阳以温脾胃；黄柏泻肾火而坚肾阴；肉桂温脾肾，并引火归元；蒲公英清热解毒，且能健胃，愈合溃疡。祝老还列举了溃疡病兼阳痿，溃疡病兼腰痛、足跟痛各一例，均用上方治愈。

因为本方疗效显著，笔者也常用于临床。根据本方立方之旨，笔者除了用于治疗脾胃疾病外，还扩大了其应用范围。实践证明，本方对慢性胃炎、慢性咽喉炎、慢性复发性口腔溃疡、慢性牙周炎，均有较好疗效。这几种疾病均有共同的特点，就是呈慢性和反复发作、久治不愈。使用本方时可根据患者的具体情况进行加减，才能收到较好效果。举例如下：

江某，女，30 余岁，本院职工家属，2002 年 4 月初诊。
患者多年来患复发性口腔溃疡，经常发作，无法根治。

发作时口舌多处溃烂、疼痛、难以进食。同时常伴咽喉肿痛、大便溏薄、舌质红、苔黄赤、脉濡数，此为脾虚湿热内蕴之证。

处方：

钟乳石 30g　　知母 9g　　　黄柏 9g　　　肉桂 3g

党参 15g　　　炒白术 15g　　生甘草 5g　　蒲公英 30g

灯芯 5g

上方服 3 剂见效，前后约服 20 余剂，多年顽疾终于获愈。

笔者使用本方时，见痰热者合两母散；血分有热毒者，加紫草、青黛；湿热重加茵陈；脾虚合四君子；脾胃虚寒合理中汤，并重用白术；脉虚数加龙、牡；有阴虚见证加太子参、麦冬。临床随证加减，常有满意疗效。

参考文献 |

[1]　刘强 . 名老中医医话 . 重庆：科技文献出版社重庆分社，1985：428-430.

（2003 年初稿）

谈颈椎病的治疗

当人体颈椎的椎间盘发生变性，纤维环弹性减退，椎间盘向周围突出，椎间隙变狭窄。椎体边缘骨质增生，椎体间不稳定，黄韧带肥厚变性或钙化等，导致颈椎椎管或椎间孔变形狭窄。其直接刺激和压迫，影响了血运，使颈部脊神经、脊髓、椎动脉及交感神经发生功能或结构上的损害，并引起一系列的临床症状时，这就是颈椎病。

牵引疗法是治疗颈椎病的常规方法。对大部分颈椎患者都有一定的效果。但是颈椎病临床症状复杂多样，根据其临床表现可分为（1）神经根型（2）脊髓型（3）交感型（4）椎动脉型（5）混合型。[1]通过临床实践，笔者认为神经根型最适合牵引疗法。效果也较好。其他类型的患者在牵引治疗过程中有可能出现副作用，甚至出现严重的牵引反应，因此，对病例的选择要采取审慎的态度。笔者曾接诊过一例50多岁的交感型男性颈椎病患者，因在院外接受牵引治疗后，发生严重心律失常。患者焦躁不安、浑身战栗、眩昏欲倒，经住院多天才稍缓解，后按风痰上逆治疗，服中药而愈。由于患者认为颈椎增生未愈，求医心切，又在院外牵引治疗。孰知重蹈覆辙，反应更为严重，只好再次住院留医。患者除了上次原有症状以外，更增加了阵发性出汗、每夜大汗披身、难以入眠，只好再次接受中药治疗。多年以前，笔者曾经治疗过一位脊髓型颈椎患者，用中药加牵引治疗。首次牵引15分钟，患者即感不适，要求中止治疗，并觉症状有所加重。为了证实是否与牵引有关，再诊时继续做一次治疗，患者反应同前。因此治疗只好中断，并介绍到上级医院手术治疗。同样，椎动脉型患者做牵引治疗，有的也可以发生反应。如确实需要，也必须谨慎，并要有专人看护。

颈椎病与腰椎病一样，同属于中医的骨痹，与"痹证"的成因大同小异。但病变部位更偏重于督脉和太阳经络，病机也偏向于肾虚。但与风、湿、痰、瘀都有密切关系。临床上应根据患者具体情况，灵活辨证论治。在具体用药上，笔者常用的处方有：桂枝加葛根汤、五积散、清上蠲痛汤、导痰汤、桃红四物汤、大活络丸、小活络丸、半夏天麻白术汤、温胆汤、二仙汤、地黄饮子（汤）、独活寄生汤、牵正散、玉真散、芍药甘草汤、益气聪明汤、左归饮、右归饮、阳和汤、六味地黄等。在使用这些处方时，要根据具体病情进行加减。只要正确辨证，灵活加减，都有一定的疗效。此外，侧搬手法也可以配合使用，有时可有显著疗效。但手法要沉稳灵巧，注意安全。

笔者在1985—1987年间接诊过不少颈椎病患者。为了配合治疗，笔者还亲手设计了一套颈椎牵引器材，经临床使用证明有较好疗效，另有专题介绍（见附录《介绍一种新的颈椎牵引器》）。

参考文献

[1] 杨克勤. 骨科手册. 上海：上海科技出版社，1983：550-553.

（2002年初稿）

说　米

米，粟实也（《说文》）。粟米，泛指稻、麦、谷子、高粱等谷类农作物。古称"五谷"者，说法不一。最普通的说法是：稻、黍、稷、麦、豆。而粳米者，即稻米（大米），为稻的种仁。古代《诗经》称之为稻，又名"稌（tú）"。《礼记》则称"嘉蔬"。

《神农本草经》对稻谷、粳米，无明确记载。仅见"粟米""黍米"两条，并同列为中品。其中，"黍米"条云：其味甘温，主益气补中，与粳米性味略同。

粳米与籼米、糯米同属稻谷种仁。其早熟，颗粒较小者为籼米，俗称早稻，晚稻则为粳，而有黏性者则为糯。粳米有白、红、黑三种。其红与黑者，为珍稀物种，种植少且产量低，今已难以见到。其白者，产量多，食用广，亦即入药之常品也。

历代《本草》对粳米的介绍，大多重药用而轻食用，有的甚至吹毛求疵，夸大其副作用。如《本草求真》（清代黄宫绣）本来是一部以药效分类（不同于部属分类）的很好的《本草》著作。但在"稻米"条却说："此属阴物，阴即寒聚，故性黏滞而不爽也。是以服之，使人多睡、身软无力、四肢不收、发风昏昏。"并说"猫食之，脚屈不能行；马食之，足重难移"。甚至说"凡老人，小儿，久病均忌"。把日常食品，视若鸩毒，实在有失偏颇。黄宫绣，字锦芳，清代宜黄县人。宜黄为三国吴置县，历史悠久。该县地处江西省中部偏东，抚河支流沿岸，宜黄水贯，盛产稻谷，当地居民即以此为主粮，可谓日不离三餐。黄氏亦必由米谷为养长，缘何如此评价稻米？甚是让人费解。笔者认为，《本草经疏》（明代缪希雍）对粳米的论述较详尽而平正。其谓："粳米即人所常食米，为五谷之长，人相赖以为命者也。其味甘而淡，其性平而无毒。虽专主脾胃，而五脏生化、血脉精髓因之而充溢。周身筋骨、肌肉、皮肤因之而强健。《本经》'益气止烦止泄'，特其余事耳。"可谓是纠正了《本草》方书历来本末倒置的说法。据现代营养学分析，大米约含有 75% 以上的淀粉（由许多葡萄糖分子缩合而成的多糖），8% 左右的蛋白质，0.5%～1% 的脂肪和少量维生素 B 族等。是非常适合人体生理需要的主要食物，是人体生命活动能量（热量）的重要来源。其养生保健的作用，远远超过其药物的效用。不过，使用得当，也是治病良药。兹将历来本草与稻米有关的各种药用方法，结合个人临床经验，试分述之。

一、粳米

《本草纲目》：粳米粥，利小便、止烦渴、养肠胃。炒米汤，益胃除湿。

《名医别录》：主益气，止烦、止泄。

《滇南本草》：治诸虚百损，强阴壮骨、生津、明目、长智。

《中药大辞典》：性味甘、平，入脾胃经。补中益气、健脾和胃，除烦渴、止泻痢。

 按：粳米在《伤寒论》中亦的使用如:《阳明》篇之白虎汤，《少阴》篇之桃花汤，《差后劳食复》之竹叶石膏汤均用之。此三方，白虎汤为辛寒泻火剂，桃花汤为温涩剂，竹叶石膏汤则为养阴益气清热剂。三方主治不同，却同用一味粳米，可见其养护胃气之功不分病邪、病位，寒温皆宜。笔者在临证时也常使用粳米，除了养护胃气外，还可调和药物的性能和起到矫味的作用。因为有些药物的气味较浓，或对胃肠有刺激，患者服后常有呕吐或肠胃不适，加入粳米后便可明显减轻药物的胃肠反应。临床上，也偶有服中药出现不适反应的患者，只要辨证用药无误，加入适量的粳米，便可得到缓解，并不影响继续治疗。

 在民间，有发热忌谷的习俗，有的医生也照搬不误。笔者曾遇到一些发热多天不退，因遵医嘱而禁食，致低血糖虚脱的患者。其实，这完全是医生本身的过失。试想，如真的发热患者不能进食米谷饭食，为何仲景在白虎汤中加粳米？为何在太阳中风发热，服桂枝汤的同时，再饮稀粥一升余？作为民间习俗，尚无可厚非，但作为医生，恐怕与读书不求甚解有关。如《伤寒论》之论"食复"，是指大病初愈的患者，"脾胃气尚弱，不能消谷"。若进食不慎，则有可能热势再起，即便如是，仲景在竹叶石膏汤中，仍用粳米半升。可见发热忌谷是无临床根据的。不过，也须指出，不论什么疾病，适当的谨慎饮食，都是有利无弊的，特别是湿温病的后期，更须严格控制饮食。不然，有可能发生肠穿孔或肠出血的危重并发症。

二、陈仓米

为陈年之稻米。

《本草纲目》：调肠胃，利小便、止渴除热。

《名医别录》：主下气，除烦渴、谓胃、止泄。

《中药大辞典》：甘淡平。入胃，兼入心脾。养胃、渗湿、除烦。治病后脾胃虚弱而烦渴、泄泻、反胃、噤口痢。

例方：

《圣济总录》陈米汤：陈米一味煎服，治吐痢后大渴，饮水不止。

《本草纲目》：陈米　麦芽　黄连　治暑月吐泻。

《古今医鉴》仓连煎：黄连　陈仓米　治噤口痢，不拘赤白。

《普济方》：陈仓米　沉香　治胃反，及膈气不下食。

三、米露

新米或稻花的蒸馏液，今人已少用。

《广和堂帖》：和中纳食，清肺开胃。

《纲目拾遗》：大补脾胃虚损，生肺金。

四、米油

为煮米粥时，浮于锅面上的浓稠液体。性味：甘平。

《纲目拾遗》：滋阴长力，肥五脏百窍，利小便，通淋。

按：笔者对慢性虚损性疾病，食欲不振，食量偏少的患者，常用此品配合治疗，可收到较好的治疗效果。

五、米头糠

又名杵头糠，米糠，今人少用。

《品汇精要》：甘辛平，无毒。《中药大辞典》：治噎膈，脚气。本品含油，通称谷维醇，同时，还含有多种甘油酯及游离脂肪酸等。

例方：

《医学心悟》启膈散：沙参　茯苓　丹参　川贝　郁金　砂仁壳　荷叶蒂　杵头糠

六、粳米泔

为淘米时第二遍的淘米水。

《本草纲目》：甘寒无毒，清热，止烦渴，利小便，凉血。

例方：

《普济方》：治吐血，鼻衄。陈红米泔水一盏，温服。

《千金方》：治服药过剂，及中毒烦闷欲死。青粳米二泔五升饮之。

按：米泔还可以用来炮制中药，如苍术经米泔炮制后，可去除部分油分，缓其燥性，增强健脾作用。在日常生活中，还可用米泔水浸洗蔬菜，这对去除残留农药和有害物质，有一定的作用。

七、糯米

甘温无毒，入脾、胃、肺经。

《本草纲目》：暖脾胃，止虚寒泻痢、缩小便、收自汗。

《名医别录》：温中，令人多热，大便坚。

《中药大辞典》：补中益气，治消渴、溲多、自汗、便泄。

例方：

《三因方》梅花汤：治三消渴利。糯谷　桑皮

《本草纲目》治自汗不止。糯米　小麦麸

按：糯米，甘温补中，性黏能守。对脾胃气虚、营血不足患者较为适宜。笔者常在使用小建中汤或黄芪建中汤时加入本品，特别对某些胃酸偏多，不宜服用饴糖的患者，更可以糯米代之。但对腹胀、气滞、积食患者，则非所宜。大建中汤为温中散寒之峻剂，旨在辛散，也不宜与糯米同用。此外，糯米尚能固胎气。糯稻根有清虚热止汗的功效，人参切片后与糯米同炒贮存，可以防蛀，和胃补气之力可增。稻谷芽能开胃消食，稻米可以酿酒、制醋，药用范围广泛，就不再赘述了。

说明：本文曾刊登在《中国老年学杂志》2004 年 7 月第 24 卷

（2004 年 3 月初稿）

话说 "瘀" 与 "淤"

　　"瘀"，是中医学的病理概念之一。《说文》："瘀，积血也。"其字源于"淤"。因属入于病的范围，故从"疒"部。《中国医学大辞典》注释为："血之停滞者""瘀血即蓄血"，并附有瘀血疝、瘀血发黄、瘀血腹痛、瘀积血崩 4 条，《中医名词术语选释》则有瘀血、瘀热、瘀血疝、瘀血头痛、瘀血流注、瘀热在里各条。"瘀"在《辞海》里解释为："体内血液瘀滞"，并明确指出是中医学名词。

　　在生理上，肺主气，心主血脉。气之与血，通过心、肺的循环，在人体内沿十二经脉输送到全身五脏六腑、四肢百骸及所有器官，周流不息。故凡停滞不流通之血，均属瘀血的范围。瘀血的形成，可因气（运行的动力），因血（如血液浓缩、血黏度高）、因寒（寒性收引，对血运产生阻力）、因热（迫血妄行，不循常道）、因伤（外伤致内出血）、因情志（忧思郁结，怒气伤肝，疏泄障碍）、因中毒（如溶血）以及因出血后，瘀血不化等原因。因"瘀"而致病的各种病证，临床上则十分常见。它涉及临床各科的多种疾病，为历代临床医家所重视。从《伤寒论》（汉代张仲景）至《证治准绳》（明代王肯堂）及至《医林改错》（清代王清任）《血证论》（清代唐容川）这些著作中，已对瘀血理论和治疗有了系统的撰述。特别是《医林改错》影响较大。其所载之七首"逐瘀汤"及补阳还五汤等，至今仍广为医家所常用。而在 20 世纪 80 年代，对于血瘀的生理、病理、生化以及免疫、药理，及临床治疗的研究方面，已取得了重大的进展[1]。随着活血化瘀的临床和理论研究的进一步开展，将给广大患者带来更多的福音。

上面说过，"瘀"是由"淤"衍化而来的。那么，"淤"的本义是什么呢？《说文解字》谓："淤，淀滓浊泥。"《辞海》之义：（1）水中沉淀的泥沙。（2）滞塞不通之意。其对"淤滞"的解释则更为周详："机体局部血液停滞。在感染、中毒、干燥、高温、低温、强碱、强酸等因素作用下，血管神经麻痹，毛细血管小静脉高度扩张，血管壁通透性增加，血浆外渗，血液浓缩，血流逐渐停滞，红细胞互相粘集，以致发展为局部组织坏死。"由此可见，《辞海》对"淤"字的病理解释，也是倾向于血液循环方面。

因为历代医籍一直沿用"瘀"字，因此成了中医血分疾病病理的专用名词之一，以致"淤"字几被遗弃。但也有极少数"瘀""淤"混用者，如《伤寒论百题解》[2]。笔者查阅过几部有关的辞书，包括《中国医学大辞典》这部洋洋几千万字的医学辞书巨著在内，也找不到"淤"字。其实，在临床上除了血瘀以外，还有许许多多因"淤"致病的疾病。如果用专用在血分疾病的"瘀"来诠释，显然是不合理的。而这类病证如果用"淤"的本义来解释，则更显得恰如其分。因此，对于"瘀"和"淤"的概念内涵必须给予明确的界定。笔者初步认为，根据《说文》和《辞海》的注释，"淤"是表示一种状态。这种状态可以引申为这样一个病理概念，即：**在机体内，除了血液以外的其他各种液态性状的物质，在其正常运行的渠道里停滞或沉淀，所引起的病理状态。**我们知道，人体的生命活动离不开气、血和水液（体液）的循环代谢。特别是水液代谢的异常，可导致多种疾病，并且显而易见。比如临床上常见的各种"水肿"（包括心性、肝性、肾性，也包括低甲引起的黏液性水肿、淋巴回流障碍引起的象皮肿、营养性水肿）脑脊液循环障碍引起的小儿脑积水（"解颅"）、胸水、腹水、心包积液、某些内脏器官囊肿（"积聚"）、阴囊鞘膜积液（"水疝"）、滑囊炎和腱鞘囊肿（"筋结"[3]）、孕妇羊水过多（"子肿"）等。中医"痰饮"一类疾病、泌尿系统的各种结石（"砂、石淋"）、慢性前列腺疾病、尿潴留（"癃闭"）、胆囊炎、胆石症、脂肪肝、肥胖，还有消化道各种梗阻性的疾病，如早期消化道肿瘤（"噎膈""反胃"）、幽门梗阻、肠梗阻（"关格"）、疝气，还有因房水流通障碍，眼压升高而引起的青光眼（"青盲"的前期病变之一）等病证，都应列入"淤"的病理范围。另外，按中医五脏主五液的理论，诸如无汗症、慢性泪囊炎、鼻炎、鼻窦炎（"鼻渊""脑漏"）、流涎、吐唾，等等，均应属此之例。

如上所述，人体的生命代谢活动，是由气、血、水液共同参与完成并周流不息的。如果循环代谢出现障碍，具体地说，在气为"滞"（《说文解字》："凝也"），在血为"瘀"，在水（体液）则为"淤"。

现代医学认为：体内血液瘀滞的形成除了与物理、化学及中毒等因素有关外，还与血流动力学的改变有重要的关系。这与中医学脏象学说中"气"与"血"关系的阐述也是很为接近的。所谓"气为血帅，血为气母""气能载血""血也能载气""气"与"血"之间相互为用，"气行则血行，气滞则血滞"。血滞则成"瘀"，而水液湿浊之停滞、沉淀，也与"气"的运行（包括气化活动在内）密切相关。尽管"瘀"与"淤"的概念和病理表现上各异，但在这一点上却是相同的。因此，在临床治疗上，对于"气"而言，两者都有同等的重要性。

参考文献

[1] 姜春华.活血化瘀研究.上海：上海科学技术出版社，1981.
[2] 周石卿等.伤寒论百题解.福建：福建科学技术出版社，1985：34.
[3] 上海中医学院.中医外科临床手册.上海：上海人民出版社，1970: 156.

说明： 本文曾发表在《中医杂志》2005年增刊号，并参加2005年举办的《中医杂志》创刊50周年纪念会暨全国中医药发展高级论坛会议交流。

（2004年初稿）

单味中药颗粒制剂之我见

　　用中草药防治疾病，始于遥远的古代。由于那时还处在人类文明的萌芽阶段，当人们身体受到伤害，或患了疾病之后，他们只能使用一些采集来的草药直接嚼食，或直接敷于病痛的部位。当人们懂得火的使用并用来煮药治病以后，古代的医药完成了第一次革命。中草药饮片是随后产生的，最初的饮片并非机械切制，而是先人们用牙齿，一口口地把药物咬成小块，然后煎煮，"㕮（fǔ）咀"一词，指的就是这种加工方法。今天，我们还可以在古老的医籍中找到这个特别的名词。那时冶炼技术还未发明，人们还不知道金属制品的制作和刀具的使用。正规的饮片加工工艺，是在刀具普遍使用以后产生的，其后延续了两千多年，直至发展到了今天的状态。饮片的历史沿革说明了这是中药剂型的主流，是经过长期历史验证的、行之有效的、应用最为广泛的中药剂型。

　　随着历史和科学的不断发展，药物的剂型和品种越来越多。从古代简单的丹、膏、丸、散发展到今天的水丸、蜜丸、糊丸、蜡丸、浓缩滴丸、胶囊（有软、硬两种）、锭剂、栓剂、片剂、针剂、冲剂、外贴等各种制剂，极大地丰富和满足了临床治疗上的需要。随着科学技术的不断进步和发展，相信许多新的剂型将会不断地被开发出来。近年来，单味中药颗粒的问世就是一例。有人认为这是中医药的又一次革命，是中药现代化的发展方向。但也有的人认为，这是商品经济的产物，对其不屑一顾。究竟如何评价这一事物？笔者不是从事药物制剂研究的，以下仅从临床的角度谈一下个人的看法。

1. 我们知道，药物疗效主要取决于药物的生物利用度，其中剂型是一个重要因素。大多数中草药的成分是很复杂的，其中有很多是我们还没有认识到的东西。传统饮片汤剂中，所配伍药物在加热煎制过程中，析出各种有效成分（也包括杂质和基质），其中有不少活性物质可以发生生化作用，并可产生新的物质，而这种物质的产生只能在复方制剂中才得以完成，在单味颗粒制剂中是不可能含有的。而数量众多的成方，基本上都是由两种以上的复方（广义）组成的，是经过无数次验证的有效方剂。一个处方的组成，如果用简单的数学模式（$1+1=2$ 或 $2-1=1$）来理解，那显然是错误的。中药处方的配制很严谨，既讲究君、臣、佐、使，又有相须、相使、相反、相恶、相畏之别。还讲究各种药物间分量的比例，这种比例对于新生物质的生成（合成）和疗效有至关重要的作用。现代药理学也认为，不同的药物合并使用，可有协同作用（如 $1+1>2$）和拮抗作用（$1+1<2$）及毒、副等作用。古方三生饮是著名的有毒方剂（尽管使用概率不高），方中主药乌、附、星均为有毒之品，生用时毒性更大。为了去除毒性，保存药效，立方者妙用大剂生姜同煎。如果把全方分别制成颗粒，再混合冲服，恐怕就不安全了。因为我们很难判断，已制成颗粒的生姜是否还有

去除三生毒性的作用了。

2. 传统饮片，一般在使用前必须先按临床需要，分别进行规范的炮制。根据炮制方法不同，药物性质也随之发生了变化。单味中药颗粒的制作工艺，其实也是一种炮制过程。其流程一般是：用原生药浸泡→煎煮→浓缩→制粒→干燥→包装。如此一来，单味中药颗粒因为经过干燥工艺，不论是何种药物，也不论使用高温或是低温干燥，总难免使药物带上燥性，也就是燥气。这种燥气，对于湿证而言，是最合适不过（但中医对于"燥"尚有凉、温之别，要分别对待），但对于燥邪或阴虚之证，那就很不合适了。另外，中药在使用上还讲究气、味和归经，有些中药的有效成分主要在于"气"，含挥发性物质较多，不宜久煎，常规煎煮可使其有效成分流失。还有的药物本身已是晶状体提取物，无法再浓缩，如芒硝、硼砂等。再如阿胶、龟胶、鹿胶之类，也是无法再提取的药物（如果是提纯则另当别论）。并不是如某些媒体宣传说的那样，全部中药都可以提取成浓缩颗粒。再者，颗粒配方对于传统饮片煎煮时先煎、后下也无法操作，究竟能否达到同等的疗效，也是值得怀疑的。但也应该说明的是，复方的颗粒制剂则实用性较大，目前也有不少成功的产品，如小柴胡冲剂等。但是，它的制剂工艺是在复方的条件下完成的，针剂如清开灵、复方丹参、生脉注射液等也不例外。

3. 诚然，单味颗粒制剂也有着剂量小、服用方便、包装高雅等优点，但这无法象征中药制剂的革命，也并不代表中医药的发展方向，如果处理不好，还可能把中医事业引入歧途。笔者是 20 世纪 60 年代初期参与中医工作的，当时就亲身经历过某医院大规模销毁各种中药流浸膏的事件。当时被销毁的品种很多，几乎大部分中药都被制成流浸膏，并且都是正规药厂生产的。当时推广流浸膏的使用方法，亦类似单味中药颗粒一样，根据医生处方，逐味调和（当时主要使用量杯而不使戥秤）混合后，再给患者服用。但是，这种制剂调配、使用都很麻烦，效果欠佳，造价昂贵，医生和患者都不欢迎，历史证明了这是一次中药剂型改革的失败。流浸膏与颗粒制剂虽然在制作工艺上有所不同，但其设计者的思路却是一样的。历史的经验值得我们借鉴，因此，我们必须重新审视它的可行性，慎重对待。

4. 传统饮片煎法（汤剂）至今已有几千年的历史，一直为世代医家所沿用，并且成为中药剂型的主流（这也是中医的特色之一），为人们防病治病做出了重大贡献。但也有其不足之处，比如：有效成分煎取不充分，药物资源消耗大，煎服麻烦又费时，口感差，不方便服用等，这些都需要进一步改进。为了提高有效成分的提取，减少药物的浪费，我们应该大力推广煮散剂型的使用。例如玉屏风散、五苓散、五积散、川芎茶调散、银翘散、藿香正气散、平胃散等。这些本来就是散剂，临床使用很广。因为临床上习惯了使用汤剂，散剂就给放弃了，药房也不再储备。其实，散剂不仅剂量轻，节省药物，而且效果更好。早在 20 世纪 60—70 年代，日本就有人曾经提倡把中药饮片粉碎成粗粒配剂入药，这是一种切实可行的，提高煎剂药物有效成分浓度的做法。它类似古方煮散，同时又可以节约大量药物资源，应该给予充分的肯定。

　　总地说来，单味中药颗粒制剂是一种新生事物。倡导和研制者们无非是看到传统饮片在使用上的不便和某些缺点，同时也看到了一种商机。不过，不管怎样，一切都必须立足于临床疗效。实践是检验真理的唯一标准，一切脱离实际的想法都有可能导致失败。中药如何走向现代化，还应该靠大家集思广益，共同努力和探讨。

本文见 2005 年 9 月 28 日《中国中医药报》

（2004 年 9 月稿）

浅谈缺氧、氧疗及中医的辨治思路

氧气、水、和适宜的温度，是地球上生命存在的基本条件。

缺氧，是指机体组织得不到充分的氧，或不能利用氧所产生的病理现象。现代医学认为，造成机体缺氧的原因很多。常见的有：呼吸抑制、呼吸道阻塞、肺部疾病减少了氧的吸入和向血液弥散、先天性心脏病在血循过程中动静脉血液混流、贫血、中毒、心血管病（如冠心病）、周围血管病供氧障碍（如血栓性脉管炎）、高原空气稀薄氧分压随大气压下降而下降，使血液内氧的饱和程度降低等原因，都可以导致组织缺氧并形成某种缺氧性疾病。

目前，西医在治疗缺氧性疾病方面，除了必要的病因治疗以外，主要有以下几个治疗途径：（1）改善心肺功能，增加组织血流量，促进气血的代谢。（2）改善血液内部的携氧能力。（3）增加氧分压，直接供氧。特别是高压氧舱的普及使用，对多种缺氧性疾病的疗效有了明显的提高。据文献记载，人类使用高压氧疗法起始于 1662 年，此后，几经起伏，直至 20 世纪 50 年代再次兴起。随着生产力和科学技术的进步，高压氧舱的建造不断完善，基础理论研究不断取得进展，和临床使用经验的积累，近年来已逐渐普及使用。高压氧舱在临床上使用的范围很广，主要的有以下几方面：

（1）治疗急性缺氧性疾病，如急性一氧化碳中毒、脑缺氧、脑水肿、肺水肿、窒息、血管栓塞与血栓形成等。（2）治疗慢性缺氧与缺血性疾病，如慢性肺功能不全（慢阻肺）、脑血管硬化、冠心病、血栓闭塞性脉管炎、溃疡病、褥疮、慢性小腿溃疡、伤口与骨折久不愈合等。高压氧疗法，对厌氧细菌感染如破伤风、气性坏疽以及麻痹性肠梗阻、减压病、气栓等也有很好的疗效。高压氧疗法对机体的新陈代谢、神经系统、血流动力学、呼吸、血液、消化道酶系统都有促进作用。

　　过氧化氢是一种不稳定的强氧化剂，对蛇毒有很强的氧化和破坏作用。据资料介绍，蛇毒主要有神经毒、血循毒（心脏毒）和酶。特别是神经毒，是引起呼吸机能抑制和呼吸肌瘫痪的主要毒素，也是致死的主要原因。如患者在蛇伤早期能及时使用过氧化氢或 1∶500 高锰酸钾水溶液（也是强氧化剂）彻底清洗伤口或加用过氧化氢在伤口周围封闭注射，将可很大程度上灭活蛇毒的毒理活性，减轻中毒程度，挽回绝大部分患者的生命。20 世纪 70—80 年代，有人试用 0.3%～0.5% 过氧化氢静滴作为供氧手段，用来治疗肺心病。虽然对低血压或休克有明显的升压作用，但仍有许多患者发生严重寒战、胸闷、血压下降、甚至濒临死亡。实践证明，这种方法虽能暂时缓解缺氧状态，但并不能替代其他疗法。所以，一般情况下并不主张使用。此外，使用氧气局部注射（每日一次，每次 20cc，连续 3 天）还可用以治疗肩周炎，并可以收到较好的效果。另据文献记载，历史上还有人使用氧气进行消化道驱虫，并且证明有效。但因其安全性和实用性受到质疑，没有沿袭下来。

前面说过，高压氧疗法有相当的科学性和先进性，为多种急、慢性缺氧性疾病提供了比较理想的治疗手段，但也存在着一定的副作用。特别是，高压氧舱一般都在 2～3 个大气压下工作，其压差的变化可引起气压性损伤。长期高浓度氧的吸入还可能造成呼吸及神经系统损害，这些都是不容忽视的问题。如果结合中医理论进行临床研究，扬长避短，必定能创造出一种中西医结合的、新型的治疗和改善缺氧性疾病的新方法、新路子。

中医没有缺氧这一名词，根据缺氧性疾病有呼吸困难、心跳加速、紫绀、眩晕、血压偏低、神志混乱、肢体或局部疼痛等临床症状表现来看，缺氧性疾病总的病理机制可以认为是：清气不足，浊气壅滞，阴盛阳郁。这可以从气、血两方面进行分析。

中医学认为，肺主气，心主血脉。肺司呼吸，是人体内部与外界实现气体交换和吐故纳新的主要器官。中医还把气体的代谢分为清、浊两部分。肺脏通过鼻窍吸入新鲜的空气称为"清气"，清气与中焦脾胃经过纳谷、运化后形成的水谷精微之气——营气（奉心化赤则为之血）结合，形成胸中宗气灌注血脉，推动血液沿着血脉和十二经络，贯注和敷布到全身的脏腑器官和各种组织。而经过机体细胞组织代谢后交换的"浊气"则随着血液循环，最终通过肺的呼气而排出体外。在这一生理活动过程中，肺脏所吸取的清气是否能满足机体的需要，是决定机体是否缺氧的关键。也就是说，肺主气，行呼吸的功能是否完善，是极为重要的因素。凡是影响肺脏正常呼吸的急、慢性疾病，都是引起机体缺氧原因。

另一方面，中医认为"气为血帅，血为气母"。气行则血行，气滞则血滞（瘀）。气既能运血，血也能载气。运血，是关系到血流动力学问题，载气即是现代医学称为血液的携氧能力问题。血之载气，首先决定于心脏本身的功能，所谓"心主血脉"，但同时也须依靠宗气"贯心脉"而循环不息。因此，笔者认为，宗气既关系到呼吸的功能，也关系到血运，关系到现代医学的血压、心率以及心血管系统等问题，这些都关系到血液的携氧能力问题。

中医学还认为：在人的机体内部，气体的交换也有一个内在环境的阴阳平衡问题。清气属阳，浊气属阴。如浊气壅滞，可以引起中毒昏迷，并引发一系列严重的神经和精神症状（如肺心病，二氧化碳中毒性脑病）；但过度的呼气，可能引起气体逆乱，而发生动风痉厥的危急症状。如癔症之换气过度引起呼吸性碱中毒，可影响到甲状旁腺对钙的代谢而发生手足抽搐症状。所以，在机体内部，清浊两气必须保持相对的平衡，才能保持正常的生理状态。现代生理学也明确指出，在血液必须保持正常的 pH 值（7.35～7.45）才能保证体内电解质代谢的平衡。目前，西医常用的给氧（如经鼻导管吸入）一般也把氧的浓度控制在 30%～50%。长期高浓度的氧吸入，可形成肺不张和肺泡膜及细支气管黏膜水肿等严重并发症，这也说明了保持清、浊两气的内在环境平衡的重要性。

基于以上对缺氧性疾病的认识，中医在辨证治疗上可以心、肺两脏为中心。首先应该重视对心、肺两脏本身疾病的病因治疗，如急、慢性肺炎，肺结核、肺肿瘤，各种类型的心脏疾病等，以维护其本脏的生理功能，同时可以气、血为纲进行辨证论治。概言之，气虚宜补（四君、参芪之属），气陷宜升（补中益气汤、升陷汤），气脱宜固（独参汤、参附汤、四逆汤之类），气郁宜调达（四逆散、四磨饮、逍遥散），气寒宜温散（桂枝加黄芪汤、桂枝甘草汤、麻黄附子细辛汤、当归四逆汤等），血虚宜补（四物汤、当归补血汤），血瘀宜通（桃红饮、血府逐瘀汤等），气血两虚宜气血双补（圣愈汤、八珍汤、十全大补汤），气虚血瘀则需补气化瘀（补阳还五汤）。此外，还有一个泄浊和开窍的问题。比如，高脂血症是引起动脉粥样硬化和缺血性心脑疾病的重要因素，因为血脂高直接影响到血液流量和血液的携氧能力，所以，也是引起血瘀和缺氧性的原因之一。因此，降脂泄浊是重要的治疗手段，常用的有补肾降脂、健脾益气降脂、消痰利水降脂和活血化瘀降脂等方法。特别是后者，临床使用更为广泛。以上这些降脂疗法，若能配合饮食和运动疗法，对于改善缺血、缺氧都会有比较明显的治疗效果。

以上说过，浊气壅滞也是缺氧性疾病的病理特点之一，严重者可陷入昏睡或昏迷状态。此时，在治疗上芳香开窍、醒脑安神则显得特别重要。芳香开窍有凉开和温开两法，常用的凉开药物（成药）有安宫牛黄丸、紫雪丹和至宝丹等。三者清热、化痰、解毒、安神的功能各有偏重，可按病情需要分别选用。温开法则适宜于体质偏寒凉的患者，代表药物是苏合香丸。由于其药性比较温和，笔者在治疗慢性缺氧性疾病时常常配合使用，用药的理论根据是：缺氧性疾病都有气虚阳郁的特点，如在补气或活血方中加入适量的温开药物，对于解除阳气内郁有较好的疗效。再者，芳香即能化浊，对于浊气壅滞也有直接的治疗作用。同时，芳香开窍药有辛窜和善于上行的特点，用中药煎剂送服，缓急相济，相得益彰，还有类似佐使的"药引"和疏导作用。

参考文献

[1] 河北医学院.临床医学问答：上.北京：人民卫生出版社，1984.

[2] 中国的毒蛇和蛇伤防治.上海：上海人民出版社，1974.

[3] 医学衷中参西录.河北：河北人民出版社，1974.

[4] 新医学.1988，(11): 590.

"亡阳"小议

"亡阳"，中医学名词之一，即阳气消亡。一般是指"人的阳气突然衰竭，出现大汗淋漓、汗出如珠而微黏、畏寒、手足冷、呼吸微弱、面色苍白、口不渴或渴喜热饮、唇舌淡润、甚则口唇青紫、脉微欲绝或浮数而空症等，类于休克现象"[1]。

"亡阳"与"亡阴"同属危候，多出现在急性疾病的极期。"亡阳"可以发生在严重的脱水或大出血的"亡阴"之后，也可以单独出现，而且单独出现者往往证情更加凶险。所以必须分秒必争，尽力进行抢救。

这里所说的"亡阳"之"阳"，主要是指手少阴心经之心阳，同时也包括足少阴肾、足太阴脾之阳，其中以心阳最为重要。

总体上来说，"邪之所凑，其气必虚"，是发病学的基本规律。但是，由于人的体质有阴阳虚实之异，在同一病因和同一程度的致病因素的作用下，临床表现是有很大不同的。对于阳气衰弱者来说，发生"亡阳"的概率要比普通人高出很多倍。特别是典型的阳气衰微者，有时可在毫无征兆的情况下可发生"亡阳"的危候，甚至引发死亡。对于突然出现"代脉"（一种有规则，却没有代偿的间歇脉，主元气大虚）的"正常"人，更要加以注意。

在炎热的夏夜，有些人总喜欢裸身睡在卧室的地板上以纳凉。这对于阳气旺盛、体质壮实者来说虽也未尝不可，但是，有的人一早醒来便觉得头脑昏沉、浑身无力、肢体疲倦、食欲不振，甚至腹胀欲吐。这就是阳气虚弱的表现，必须加以警惕。如果情况再严重的，则可能出现"亡阳"的症状，如大汗淋漓、神志不清、面色和口唇苍白或紫暗、舌淡白而腻，脉微欲绝，甚至两便失禁，出现阳气暴脱的现象，至重者还可能发生猝死。参照现代医学的人体电生理学理论来看，这主要与人体内电解质平衡失调，影响了心脏的传导和大脑的正常功能有关。因此，凡是有心脏和呼吸道疾病、低血压、甲状腺功能低下、癫痫以及机体免疫力低下的人都应该避免直接躺在地板上睡觉，以防不测。

近年来，时有因为生活或工作压力过大造成猝死的个案报道，人们也开始注意到"亚健康"的问题。世界卫生组织最初把人的机体无器质性病变，但有一些功能性改变的临床状态称为"第三状态"，我国学者则称其为"亚健康状态"。定位在健康人与患者之间，这是指一组已有潜在性疾病，甚至是危险性较高的疾病的特殊群体。在这类人群之中，有一些人就有可能会发生猝死的情况，其直接原因与心脏和大脑病变密切相关。

著名的中医学家何绍奇先生，是中医研究院的第一批研究生，也是一位优秀的中医人才。几年前，他在香港授课期间因为心脏病突发不幸去世，很多人都为他的英年早逝感到惋惜。事后，他的同事曾经撰文回忆说，何在出事的前两天就有气短、出冷汗、脸色苍白等心阳虚的症状，可惜没有引起大家的重视，也没有得到休息和治疗，以致造成悲剧。其实，在猝死的病例中心脏疾病占据了很大一部分，其前期的征兆有时并不难发现。何绍奇先生的辞世就是一个典型的案例，医疗界的同道们应该引以为鉴。

关于中医对"亡阳"危候的抢救治疗，应该尽快采取回阳救逆法，可选用四逆辈，同时要注意保温。如用四逆汤（附子、干姜、甘草）或干姜附子汤（干姜、附子），急煎服或鼻饲，严重的用四逆汤加人参汤。兼见寒湿者用茯苓四逆汤（四逆汤加人参、茯苓），四肢厥逆者加入葱白以通达阳气。以上所介绍的都是《伤寒论》的著名方剂，只要抢救及时，效果还是可靠的。

参考文献

[1] 中医研究院. 中医名词术语选释. 北京：人民卫生出版社，1973.

（2011 年 3 月 8 日初稿）

脉诊拾零

望、闻、问、切谓之四诊，是中医诊察疾病的技巧和重要的程序。也是用于搜集患者的临床信息的主要手段。运用这些技巧，将搜集到的第一手资料，经过辨识思维和梳理，通过八纲归纳，然后再进行病因、脏腑、气血、经络（内科杂病）以及六经（伤寒）、卫气营血与三焦（温病）辨证，便可对疾病进行辨证论治，确立治疗原则和处方用药，这是学中医的重要基本功。

切诊是四诊之一，包括以切脉为主，切皮肤、切肢体、胸腹等在内的一种诊法。

切脉诊病是中华民族的伟大发明创造，是祖国医学的精髓之一。是我国古代劳动人民在长期与疾病作斗争中总结出来的宝贵经验，是祖国医学宝库中的瑰宝。因为脉诊比较深奥，需要长期不断的实践体验才能掌握，故有"心中了了，指下难明"之说，脉学之所以被看成是学习中医的拦路虎也就是这个原因。

心主血脉，产生脉搏的原动力来源于心脏。赖宗气的不断推动，把带着水谷精气的气血通过经络，输送灌溉到五脏六腑，四肢百骸，遍及全身，无处不到。所以人体脏腑所有的生理活动都与脉搏息息相关，这就是切脉诊病的理论依据。

我国最早的脉学专著是公元3世纪（西晋）王熙（叔和）的《脉经》，宋崔嘉彦的《脉诀》则以四言歌诀形式论脉。具有承先启后的作用并对后世影响较大的是明代李时珍的《濒湖脉学》（1564年）。王叔和之《脉经》收录脉象24种，《脉诀》27种；《濒湖脉学》则收录28种，所述和主病大同小异。三部专著对诊脉的部位、诊法和各种不同脉象进行体状、主病、鉴别等，都有详细的描述。此外，还有《脉义简摩》（周澄之）、《重订诊家直诀》（周学海）、《诊家枢要》（滑伯仁）、《诊家正眼》（李中梓）等，都可以做参考，有些著作至今仍是专业院校的教材内容之一。最为流行实用的脉书，当推李时珍的《濒湖脉学》。李时珍是明代一位伟大的医学家和药物学家，他的洋洋巨著《本草纲目》不仅在祖国医学著作中占有重要的地位，并且以多种译本流行国外，享誉世界。

脉诊是一种精深的技巧和学问，初学固非容易，临证多年亦未必都能精通。因为脉象的分类、主病较难掌握。余早年习医因感烦琐难记，特把29种常见脉象按浮、沉、迟、数、虚、实分为6类，并编成歌诀以帮助记忆。如能认真体验于临床，逐个认识脉象的特点和主病，则记忆尤为深刻，临证时辨别也就能得心应手了。歌诀如下：

浮洪大芤濡革弦，**虚**散微弱细短连，**沉**脉伏牢**实**长滑，

代缓涩结**迟**脉全，**数**脉促疾兼动紧，二十九脉六分间。

此外，按医者平常呼吸一次为一息，用来计算患者的脉行次数，还可用一句口诀记下8种脉象（"**常**"是为正常脉象）。口诀如下：

一败 二损 三迟 四缓 五常 六数 七疾 八极 九脱

脉学的研究随着历史的前进，也有新的发展。脉象的种类已超过了 30 种以上。虽然复杂，但如果按其性质、形象、节律、频率等方法进行综合归类，则可以较全面掌握。必须说明的是，有的常人，脉来 6 至也属正常，一般多为阳气较盛体质者。如果是从事剧烈的体育运动者（如长跑、足球等）平时的脉搏会有明显的减慢，也是正常脉象。

此外，有的人与生俱来，六脉浮大或沉小，恒而不变，也属正常生理现象。前者称六阳脉，后者称六阴脉。这种特殊的脉象，临证时要结合证候加以分析。

促、结、代为心动不规则脉象，《濒湖脉学》对此有明确的划分："数而时止名为促，缓止须将结脉呼，止不能回方是代，结轻代重自殊途。"代脉还有"止有定数，不能自还，脉至还入尺"的特点。所谓"脉至还入尺"，那是宗气不足、心动无力、脉气内敛所致。因代脉多为脏气衰微，下元亏损，故预后较差。如果正常人平素无疾，突然出现代脉，则非吉象，因此，在"体状诗"里又说"患者得之犹可治，平人却与寿相关"。此外，代脉还可见于妊娠 3 个月后之孕妇，大多与元气不足有关，但一般并无危险。此种病例余临证几十年尚未见及，但曾读过因孕而误诊为危候的医案。

古时诊脉讲三部九候，即《黄帝内经》所载之遍诊法，为全身性的诊脉方法（同时也载寸口诊法）。三部诊法载于《伤寒论》。已成今人定制的寸口诊法。此法详见于《难经》，推广于王叔和之《脉经》。寸口包括寸、关、尺三个部位，分别配于所属脏腑。虽然《难经》《脉经》《医宗金鉴》等书略有出入，但基本是一致的。即左寸：心与小肠；左关：肝与胆；左尺：肾与膀胱；右寸：肺与大肠；右关：脾与胃；右尺：肾与命门。其他诊法虽然目前多已不用，但诊察人迎（颈动脉，候阳首之气）、趺阳（足背动脉，候后天胃气）、太溪（胫后动脉，候先天肾元之气）仍然很重要，特别在抢救危重患者时有重要意义，可以看作人的生命体征之一。名老中医贺本绪先生说过，抢救危重患者需参诊太溪脉。只要太溪脉不绝，寸口、趺阳即使摸不到，仍然有一线生机。这是经验之谈，值得重视。此外，对于部分周围性血管疾病，如大动脉炎、血栓闭塞性脉管炎等的诊断都有重要的参考价值。

作为医生，诊脉时一定要高度集中精神、排除杂念、平心静气、认真体验。滑伯仁谓：持脉之要有三，曰举、按、寻。轻手循之曰"举"，重手取之曰"按"，不轻不重，委曲求之曰"寻"。这是诊脉的基本技巧，学习中医者必须认真学习掌握。

胃气、神、根：脉象最重要的是要来往从容和缓（即有"胃气"）；冲和流利，至数清楚（即有"神"）；尺脉沉取有力（即有"根"），否则便是败脉。败脉又称死脉、怪脉、真脏脉，多为危候。元代危亦林《世医得效方》列"釜沸""鱼翔""弹石""解索""屋漏""虾游""雀啄""偃刀""转豆""麻促"为十怪脉，主死证。不过，随着现代医疗技术的不断发展和进步，中西医结合和抢救危重患者措施的创新，对危重患者的救治成功率已有很大的提高。即使出现以上的脉象，仍须积极救治，努力救危亡以万一。近年来常报道有的患者心脏停搏若干分钟仍抢救成功的病例，便是典型的例子。

"五十动"的说法，最早见《灵枢·根结》："五十动而不一代者五藏皆受气。"说的是正常的脉息。后来又以五十动作为一个诊脉的时间单位，为了详察脉象，切诊时最少应该有一个"五十动"以上，不能仓促应付了事。张仲景在《伤寒论》原序中就批评过那些不负责任的时医"动数发息，不满五十，短期未知决诊，九候曾无仿佛……欲视死别生，实为难矣"。至于歌诀中"五十不止身无病"句，则无实际意义，也不符合临床实践。

关于二合脉和三合脉：脉象的种类繁多，但在临床上并非独立出现，比如浮紧、浮数、弦滑（两种合并），有的弦细而数、沉迟而涩（三种合并）等都很常见。前者称为二合脉，后者称为三合脉，有的甚至在三合脉中还兼有别的脉象。

反关脉：又名斜飞脉，为先天桡动脉畸形，可见于单侧或双侧的寸口。有两种情况：一是桡动脉完全脱离寸口三关，斜向前外侧，搏动明显，而寸口全无搏动。另一种是寸口依然遗留有细小的脉动，但是搏动极微弱，不能作为诊断参考，临床上应四诊合参，综合考虑。

脉证顺逆与脉证舍从：脉与证（"证"指证候，不是症状）一般情况下是相符合的，称为顺证；如果虚证反见实脉，实证反见虚脉，则称逆证，预后较差。但是，脉与证相互矛盾的也有假象，如：寒极阳浮，面红如妆，脉虚浮的戴

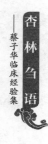

阳证；热重厥重，四肢逆冷，脉伏的热厥证。此时，就必须四诊合参，或舍脉从证，或舍证从脉，需仔细辨证，一旦误治则祸不旋踵。

（2010 年 3 月 10 日稿）

中医内科学教材补遗小议

自1963年由国家组织编写并审定高等中医药院校教材出版至今，已有40多年的历史，为祖国培养了大批的中医药专业人才，为社会做出了巨大的贡献，笔者也是这套教材的受益者。这套教材，经过几次修改，质量已逐步提高。但是，随着科学技术的不断发展和教学、临床、科研的需要，对教材也提出了新的要求。因此，必然需要不断地修改和补充，把教材质量提高到更高和更全面的水平。就是最近获得全国高等中医药院校优秀教材奖的《中医内科学》也不例外。笔者多年来一直从事中医内科临床工作，对于某些疾病的研究有自己独特的见解。今以个人的研究成果和相关论文为依据，结合部分文献，提出讨论，或对在教材的修改和补充有一定的参考价值。

一、《喘证篇》

内科学教材虽然经过多次修改，但在本篇的《虚喘》章节，仍然只分肺虚和肾虚两个类型，而对脾肺同病的论述，只是轻描淡写一笔带过。虽然也提出用补中益气汤治疗脾肺同病，但对补气升提法治疗虚喘的深层意义缺乏详尽的解释。笔者认为，脾脏是后天之本，是维持生命的源泉。人身之元气靠其滋养，宗气靠其生化，卫、营之气赖其滋生。总之，全身所有养正之气，包括五脏六腑本身之气，无一不是依靠脾脏滋生和补给。特别要强调的是宗气，它是由脾胃水谷精微之气与肺脏所吸入的清气相结合，贮以胸中气海，担负着"贯心脉"和"司呼吸"两种重要的职责。宗气之虚是关系到肺系疾病的发展、转归，关系到气病及血，肺病及心，关系到慢性肺源性心脏病是否形成的重要因素。[1][2]笔者还认为，宗气除了有维持正常的呼吸和血液循环功能外，还与现代医学的血流动力学、血压、心率以及心脏的传导系统和心律等问题有关。[3]基于上述的认识，本人认为脾虚之喘在虚喘中所占的位置并不次于肺、肾两脏，必须给予应有的重视。

此外，现代医学已明确指出，支气管哮喘是一种自身免疫性疾病。其中，对某种特定物质的过敏是重要的致病因素之一，中医界也很早就有人提出使用中药脱敏来治疗哮喘。如已故著名中医冉雪峰先生所创之麻黄蝉衣汤[4]（麻黄、蝉衣、槐米、黄柏、乌梅、板蓝根、甘草、大黄）以及祝谌予先生所创之过敏煎（银柴胡、防风、乌梅、五味、生甘草）和脱敏煎[5]（香附、五灵脂、牵牛子），均是疗效卓著的抗过敏方剂。这是中医治疗哮、喘病证的新发展，在教材重新编写时都应予录入。

二、《痿证篇》

痿厥，是一种以腰肢痿弱无力、弛缓不用为特点，同时伴有肢体厥冷的急性病证，是痿证中的一个特殊的证型。《中国医学大辞典》谓其："乃痿病与厥病杂合之证也。"其病因是感伤寒厉之邪。发病机理是阳气虚弱，卫阳不固，络脉空虚，带脉失约。其病因病机均不同以传统的痿证，有发病急骤的特点，病情严重，但如能及时治疗、合理用药，大多能快速痊愈，并有疲劳过度或再次受寒时仍可复发的特点。[6] 因为其临床表现以痿为主证，所以应列入痿证范畴，或另立条目附以篇后。为便于中西医结合辨证辨病，在鉴别诊断上可参考诸如横贯性脊髓炎、脊髓前角灰质炎、周期性瘫痪、重症肌无力、急性感染性多发性神经炎等各种不同疾病的现代医学诊断标准。

三、《腹痛篇》

因性行为引起的急性腹痛，是一种因风寒邪气直中少、厥两阴经脉之急证，俗称房内风、马上风、色寒证，名老中医冷方南先生则称之为"伤寒两感"证。因其发病急骤，病情严重，临床上常被误诊为急腹症，并有可能造成严重后果，本证男、女均可发病。[7] 笔者查阅过多种有关辞书及文献，发现这是一种历代医籍尚未记述的病证。因为在临床上有其特殊的发病机制和诊断方法，辨证施治自成体系，并且以腹痛为主证，所以应该录入《腹痛篇》，或另立条目附后，同时也可以填补文献上的空白，至于证候的命名问题则有待讨论而定。

早期的高等院校教材，每在各种病证的后面附上优秀的医案，这是一种明智之举。能帮助学生从课堂理论到临床实践，起到桥梁的作用。其后有的教材却把医案删除了，这是不足取的。特别是像痿厥和色寒证，在临床上并不十分常

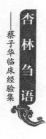

见，而且缺乏丰富的临床资料和文献，在编写教材时更有必要加入医案作为佐证。

参考文献

[1] 略论对脾肺虚喘的认识和治疗 .

[2] 慢性肺源性心脏病中医临床病机分析 .

[3] 浅谈缺氧、氧疗及中医的辨治思路 .

[4] 冉小峰等 . 历代名医良方注释 . 北京：科学技术文献出版社，1983: 805.

[5] 董振华等 . 祝谌予经验集 . 北京：人民卫生出版社，1999: 61.

[6] 论痿厥是为带脉病 .

[7] 谈麻黄附子细辛汤的临床应用 .

说明： 参考文献 [1][2][3][4][5]5 篇论文均录自拙著《杏林刍语》（香港天马出版有限公司 2005 年 5 月，书号 ISBN 962-450-183-1/D48863）

本文曾刊载于 2006 年 5 月 1 日《中国中医药报》

（2005 年 11 月稿）

关于"非典"的是是非非

一、事件回顾

十年前，也即2003年，一场惊心动魄的SARS事件（"非典"），给人民带来了一场痛苦的劫难。事后据世界卫生组织的统计数字是：全球累计非典病例共8422例，涉及32个国家和地区，死亡919人，病死率近11%。其中，中国内地病例5327人，死亡349人；中国香港1755例，死亡300人；中国台湾665例，死亡180人；加拿大251例，死亡41人；新加坡238例，死亡33人；越南63例，死亡5人。

二、流行之谜

从2002年12月15日发现第一例"非典"患者，至2003年7月13日发现的最后一位疑似病例，"非典"在全球流行肆虐了约半年多的时间。疫情最后是怎样得到控制的呢？对此，原广州中医药大学第一附属医院的一位专家说："我们必须认识到这场疫情的可怕，来无影去无踪，到现在都还没确切地搞明白为何来，又为何突然消失！"抱有同一看法的远不止他一人。"非典"的绝迹，到目前为止还是一个不解之谜。但是可以肯定的是，既非"非典"疫苗研制成功的结果，也不是科学技术上的某些进步，更不是个人的功劳导致的。

三、病因质疑

因为"非典"流行期间，全球患病最多的几乎都是华人，因此，曾经有不少人怀疑是某个国家研制的基因武器，专门针对华裔血统进行袭击，但这个说法不久便被否认了。后来，又因为首例"非典"患者是厨师，有人便捕风捉影，把病原体携带者认定为野生动物果子狸，一时搞得人心惶惶，后来也被否认了。至于真正的病原体究竟是什么？当时医学界说法不一。如果严肃而准确地说，真正首先发现"非典"冠状病毒的，应该是我国中国军事医学科学院的科学家们。但是，由于中国的一位院士已经提出了"非典"的病原体是衣原体，所以这些"非典"病毒的发现者根本就不敢把自己的发现公之于世……这是一个值得我国的科学家们反思的重大问题。

四、中医药与"非典"

谁都不会忘记，在这场非凡的斗争中，全国的医务人员靠集体的智慧和力量，靠中西医结合，靠团结奋斗的拼搏精神，最终取得了最后的胜利。特别是采取了中西结合的治疗措施，大大降低了死亡率和后遗症的发生。这样骄人的治疗效果，让外国的同行们感到震惊，并对中医学刮目相看，在国际上也带来了良好的影响，这是有目共睹的事实。

但是，也无可否认，有一些人对中医始终抱着怀疑和偏见的态度，他们公开反对中西医结合，甚至全盘否定中医在防治"非典"中的重要作用。然而，事实胜于雄辩。为了澄清这一事实，笔者仅列举两篇国家级的医学科学权威刊物资料作为佐证：

1. 摘要：[目的]观察中西医结合治疗严重急性呼吸综合征（SARS）的临床疗效。[方法]对103例确诊SARS 患者采用中西医结合的治疗方案。[1]

中医采用卫气营血和三焦辨证，按病情分为早期、中期、极期（高峰期）、恢复期4期；

西医方案主要采取营养支持、吸氧、呼吸机辅助通气、抗感染、免疫增强、激素抗炎及对症处理等措施。

[结果]103例中，治愈96例（93.21%），死亡7例（6.79%）；退热时间为（6.72±3.95）d；肺部病灶完全消失94例（91.26%），胸部X片显示病灶吸收时间为（18.13±8.99）d；2例呈纤维索条状改变。

[结论]采用中西医结合治疗在干预病程、减轻中毒症状、缩短发热时间和住院时间、减少后遗症、减轻并发症和西药副作用方面有明显的作用。

2. 实战得科学结论：中西医结合治疗SARS效果更好（原文）[1]

中医能够在治疗"非典"中发挥作用，而且效果不错。国家科技攻关组对此在总体上已做出过明确结论。然而，中医是怎样诊断并治疗"非典"，具体的情况如何，有没有规模化系统化的治疗模式，有没有说明问题的统计数据，"非典"流行时，中医又如何发挥其特有威力，克敌制胜，在诸多方面，对于公众来说，都还缺乏了解。对此，专门对北京宣武医院中医科进行采访，因该医院因成功采用中西医结合系统治疗和研究"非典"而受到医学界的关注。

宣武医院中医科在对"非典"患者进行救治的同时，开展了中西医结合治疗"非典"的系统对比研究。这一研究在当时的情况下，能够得到系统展开，现在看来是非常可贵的。这一开创性的研究对中医治疗"非典"所具有的独特功效提供了确凿的证据，同时也为中西医结合研究提供了宝贵的数据。可以说，他们的研究，还为中医学的发展，为中医学与现代医学接轨，做出了极为重要的贡献。

对照研究表明，中西医结合治疗 SARS，死亡率比西医低。

根据宣武医院中医科 9 月底提供的资料，在 5 月 6 日至 6 月 28 日期间，宣武医院共接收 SARS 患者 220 例。宣武医院把这些患者分为两组进行对照治疗，一组接受纯西医治疗，另一组接受中西医结合干预治疗。

接受中西医结合干预治疗的患者 122 例，其中包括重症患者 84 例，占全院 SARS 重症患者总数的 52%。治疗结果治愈 110 例，好转 7 例，死亡 5 例，死亡率为 4.10%；

作为对照，接受西医治疗的患者总数 98 例，其中重症 65 例。治疗结果治愈 72 例，好转 11 例，死亡 14 例，死亡率为 14.29%。

对比结果显示：中西组死亡率明显较低。治疗中，患者缩短了病程，减轻了临床症状，西药使用量和激素用量的减少使因激素和药物引起的副作用减小。

在统计总结中，另外一项统计也使研究者感到意外：中西组患者治疗总费用平均比西医组低 1000 元以上。他们原先估算中西组费用应该会多些，因为这组患者中西药物兼用。

除了在疗效方面，中医治疗显示出了明显的效果，宣武医院中医科还在诊断和治疗中积累了丰富的经验，摸索出一套系统的诊疗模式，包括找出了中医舌象诊断 SARS 的规律，提出了 SARS 病程中医学的四个分期，中医学在 SARS 各期针对性的治疗方案。依据这些方案，在 SARS 救治工作中，他们大大提高了救治率和救治水平。

按：以上摘录的两篇报道足以证明，在目前的科学条件下，万一"非典"再次卷土重来，中西医结合还是首选的、最好的治疗方案，这是毫无疑问的。

五、激素的遗祸

十年过去了，当年那些幸存的"非典"患者现在的生存境况究竟如何呢？最近媒体的爆料实在让人触目惊心。

《羊城晚报》最近有一篇题为《"非典"遗虑》的报道，说到一位"非典"激素治疗后遗症患者郭先生，十年来看病花费了 80 余万元，已经到了倾家荡产的境地。

网上还爆出，北京的方渤先生，一家 9 人，染上"非典"后，两人去世，幸存下来的他曾经被视为"'非典'治愈的典范"广为宣传。但是，超大剂量的激素治疗，使他患了骨坏死等十几种医源性疾病。病痛把他折磨得死去活来，多次自残，甚至自杀，经济上也濒临绝境。网上称他是维权多年的"'非典'后遗症群体"的民意代表。他本人坦言，对未来的生活已失去了信心。

众所周知，激素是现代医学常用的药物之一。在临床药物中占有比较重要的地位，在"非典"的治疗中有一定的价值，但是有显著的副作用，特别在大剂量或者长期使用后副作用更加严重。如何尽量避免不合理使用激素，是所有医务人员的共同职责。通过"非典"的治疗实践，我们本来就应该及时总结经验，吸取教训，制定一套安全有效的激素用药方案，避免后人重蹈覆辙，以免再次带来不必要的损失，可是我们并没有做到。

六、匪夷所思的问题

在抗"非典"中以身殉职的烈士们已经长眠地下10年了！一位曾经参加"非典"抢救工作的专家不无遗憾地说，至今无一份官方的调查报告，如何评价"非典"期间的治疗效果，到底有多少人存在"非典"后遗症等，都无确切的说法。

人们难免会提出疑问：当年指挥千军万马抗"非典"的将帅们为什么至今还拿不出一份让人民满意的答卷？这在现代化的科技信息时代正常吗？其中又有什么样的隐情呢？

"非典"虽然过去多年了，但是它给我们留下了长久的痛，留下了太多从未有过的沉重思考。

参考文献 |

[1] 海霞.天津中医药非典专辑.2003.中国中医药报社.

[2] 中华人民共和国科学技术部门户网站:www.most.gov.cn 2003
年10月10日.来源:科技部.

（2011年10月30日初稿　2013年3月26日重修）

医

论

医

话

093

从金星的运转说到中医学

一

在浩瀚无边的宇宙中，除了太阳和月亮，古人们最早关注的天体就是金星。因为对于用肉眼观察天空的古人来说，金星是仅次于太阳和月亮的发（反）光星体，其亮度最大时可达 −4.4 等，它是离地球最近的大行星。因为金星非常耀眼，就像一颗嵌镶在苍穹上灿烂夺目的明珠，所以古希腊人称它为阿佛洛狄忒（Aphrodite），即爱与美的女神。罗马人则称它为维纳斯（Venus）——美神。在中国古代，金星又被称为太白金星。因为它运行的方位不同，黄昏在西时被称为长庚星，清晨在东时又称为启明星。宋《朱熹集传》谓："启明、长庚，皆金星也。"

在太阳系九（现今为八）大行星中，金星与水星一样，是没有天然卫星的行星。金星比地球略小，其半径、体积、质量均与地球相近。但是，金星的表面温度很高，为465℃～485℃。金星有浓密的大气层，大气的主要成分为二氧化碳，在二氧化碳的严密包围下，形成了一种特殊的"温室效应"。金星的大气层中还有 20 ～ 30km 厚的由浓硫酸组成的云层，为金星的大气层蒙上了神秘的面纱，科学家们只能借助射电望远镜才能观察到它的真面目。据说，金星上常常雷暴不断，科学家们曾经竟然录得一次长达 40 多分钟的雷电现象。同时，在金星的表面火山遍布，起码在十万座以上，整个星球就像一个滚烫通红的巨大火球。因此，有人称金星是宇宙中的一座炼狱，是人类永远无法到达的星体。

金星还有许多的特别之处，它的公转速度为 35km/s，它的公转速度比自转还要快（公转周期 224.7 天，自转周期 243 天），因此，金星上的一天比一年还要长。也就是说在金星上两次日出之间（即昼夜交替）的时间是地球上的 116.75 天。

而金星最为独特的一点是，它的自转方向与太阳系所有行星相反——自东向西，因此，在金星上太阳是西升东落的。这种奇特的现象，天文学家们至今依然无法解释。虽然有人提出一种推测：可能是在远古时期金星受到某个小行星的撞击后才改变了自转方向，但是无法找到证据来自圆其说。

虽然人类对于宇宙的探索历史由来已久，并且科研硕果累累，特别是 1687 年艾萨克·牛顿"万有引力定律"的发现和应用，是 17 世纪自然科学最伟大的成果。这为天体物理学奠定了坚实的基础，为天文观测提供了一套科学的计算方法，只凭少数的观察数据，就可以计算出长周期运行的天体运动轨道。在科学史上，哈雷彗星、海王星、冥王星的发现都是天文学家们应用万有引力定律取得的重要科研成果。但是，宇宙科学是无止境的，探索也永远不会终止，比如金星的"逆转"问题，至今就没有得到正确的解答，还需要人类努力去探讨。

二

近年来，学术界出现了一种奇怪的现象：有些人总喜欢坚持用人类已掌握的知识作为所谓的科学标准去评判未被认知的事物，凡是与其设置的"科学标准"相悖者便被视为"伪科学"，再不就是哲学，如果哲学也无法解释的便是神学，似乎人类早就掌握了宇宙之间的一切事物。这是一种消极的，很不正常的学术思维怪象。

作为我国源远流长的优秀的传统医学——中医学，便是这个学术思维怪象的受害者。在几千年的历史长河中，中医学为我们中华民族的健康繁衍和国家的繁荣昌盛立下了不朽的丰功伟绩，这是有目共睹的事实，任何人都是抹杀不了的。但是，社会上始终有少数人对中医抱有怀疑的态度，甚至还带着严重的偏见。

众所周知，任何一种民族文化的传承都必须经过历史长期反复的检验。历史是公正的，也是无情的，它不会袒护任何虚假的、无价值的文化垃圾。中医学之所以有如此强大的生命力，历经多次围剿而始终傲立于中华大地，靠的不是投机取巧，也不是靠怜悯与同情，而是靠它无可非议的确实疗效。可以想象：患者求医无非是希望以疗效来愈病，如果一种没有可靠效果的医学能在几千年的历史中遗存下来，那是无稽之谈！所以，不可否认，长期的、稳定的、经得起历史反复考验的"存在"，其本身就是一种科学的证明，这是一个再浅显不过的道理。

目前的社会中，有相当一部分人的功利欲很强，为了一时的名利常常可以出卖自己的良心与灵魂，或者背叛自己的祖宗，还可以在媒体上打着"科学家"的名头招摇过市来炒作自己，这便是他们习惯使用的手法。

因为中医学与现代医学是两个不同的理论体系，两者之间存在着不少的分歧和抵触，在目前的条件下还无法得到统一。特别是中医学是在临床实践的基础上再发展上升到理论，而现代医学则是从实验室发展到临床，两者的研究机制和模式完全不同。这就让一些别有用心的炒作者有了可乘之机。他们凭着自己对中医学的一知半解，无视中医学在中华民族传统文化中的重要地位和在人民健康事业中的重要作用，打着反"伪科学"的口号，公然否认有着几千年悠久历史的中医学的实用价值，宣扬取消中医论。他们总以为外国的月亮比中国的圆，只有现代医学才是科学，他们这种偏见和言行本身就违背了"实事求是"和"实践是检验真理的唯一标准"的科学工作者最起码的职业道德。

我在《谈谈中医的生存危机》一文中说过：我们必须明白，中医学是一门古老而高深的学问。许多人毕生为之奋斗都难有所建树，并不像那些自以为是的"科学家"们想象的那么简单，读几本书就可以登堂入室，得其奥秘的。不论是谁，也不论他的智商有多高，如果没有虚怀若谷的广博胸怀，没有长期艰苦钻研的精神，都是读不懂中医的。

由于中医学的传统理论与现代医学的冲突，目前的中医学正在陷入有如太阳系中金星所处的尴尬境地。为什么金星就不跟着其他大行星同一方向转动呢？为什么金星的一天就要比一年长呢？为什么金星生来会有"我行我素"的"叛逆"性格呢?

这是因为宇宙的事物是非常复杂的,很多很多的事物现在我们都还无法认识它,它之所以存在一定有它的道理。但是,不认识并不等于不存在,也不等于不科学,更不等于伪科学!其实,人类在宇宙之中确实是太渺小了,许多问题不是靠着现代人类的科技和思维就能解释得了的。在真正的科学面前,可以说人类还是很无知的。我们不能只满足于已经取得的成就,同时也应该避免陷入先入为主的死胡同。对于科学的研究,我们应该努力探索,但绝对不能没有敬畏之心。

(2010 年 10 月 9 日稿)

谈谈中医的生存危机

祖国的医药，源自遥远古老的年代。几千年来一直在实践中不断积累和进化，发展到今天已有了比较完整的理论体系。在祖国医学的发生、发展和深化的漫长历史长河中，为历代人民的健康事业做出了不可磨灭的伟大贡献。中华民族能有今天这样的强大，傲立于世界之林，中医学有着不容否认的功劳，这是任何人都抹杀不了的。但是，自西医学传入中国之后不久，对中医的兴废之争便开始了。

近年来，国内有些学者公开打着废弃中医的口号，大肆宣传中医是伪科学，把几千年来，忠实维护着中华民族健康发展的中国医学，说得一无是处。作为华夏的炎黄子孙，对这种诽谤自己前辈祖先的数典忘祖行径，感到非常的遗憾，深感痛心。

一、危机来自社会

西医传到中国不外一百年左右，20世纪30年代，在国民党统治时期就曾经发生过废弃中医、消灭中医的闹剧。与20世纪30年代相比，近年来出现的反中医势力所不同的是，不只是来自西医界及政界，而且还有来自文学界、社会科学界和现代物理学界的。

文学界以柯某为代表，他以外行充内行。他在《发现黄帝内经》一书中，把已经流传数千年的祖国医学宝贵经典污占为自己的"发现"。除了带有很大的欺骗性，还暴露了他知识面的局限性，有的读者就公开对他是否有与中医对话的资格表示了质疑。他肆意篡改和歪曲中医的传统理论，企图以个人极端的片面看法，大力吹捧江湖骗子胡某某为"神医"，把中医彻底丑化，妖魔化，误导读者，并给社会造成了不小的危害。他的"发现"，正暴露了他对中医学认识的肤浅和无知。这一班门弄斧的拙劣表演，只不过是沉渣的泛起，昙花一现而已。不需多久，人们就会把它忘得一干二净了。

继柯某之后，近年来重新泛起的还有张某、杨某、司马某、何某、方某等一大批学者。他们以自身从事的研究项目，作为科学的"标准"，向中医界宣战、冲击，并在社会传媒上卷起了层层的汹浪。这些人读了几本中医书籍，就自以为是，以为已经深入并且精通了中医理论，对中医抱着严重的偏见和仇视的态度，欲置之死地而后快。作为科学工作者兼反"伪科学"的斗士们，他们忽略了实事求是和实践是检验真理的唯一标准这两条最起码的科研法则。他们根本就没有读懂中医，更说不上实践和检验。仅以一管之见，即口若悬河，高谈阔论。这些人偏执而自负，歪曲事实，不懂装懂。这种不负责任的言行，有违科学道德。其与目前学术界抄袭剽窃，制假造假同出一辙，同样是一种恶劣的腐败现象，只是表现形式不同而已。

应该郑重指出：中医学是一门古老而高深的学问。许多人毕生为之奋斗都难有所建树，并不像那些自以为是的"科学家"们想象的那么简单，读几本书就能登堂入室，得其奥秘的。不论是谁，也不论他的智商有多高，如果没有虚怀若谷的广博胸怀，没有长期刻苦钻研的精神，都是不可能读懂中医的。

现实是，中医学独特的理论体系不为其他科研行业所理解和接受，才是争论和分歧的真正原因。

二、危机来自中医界本身

社会上之所以出现否定中医，抵制中医的现象是有其社会根源的，这与中医界本身不作为有很大的关系，也应负重要责任。其中包括中医人才培养不到位，中医生的自信心不足，为追求经济效益而舍本逐末等问题。

目前，我国的中医药人才主要依靠国家的大专院校教育培养。但是，前几年因为提出以培养新型的现代化中医人才为目标，明显存在着培养目的不明确、本末颠倒的现象。如某中医药大学，2004年、2005年的本科生，中医的课时仅占总课时的33.86%，而西医课时却为39.98%，英语、计算机占26.67%。就学校的初衷来说是希望能培养出有现代化知识的新型中医人才，殊不知这种教学方法却适得其反。更有甚者，竟把中医的主要经典著作当作选修课，任由学生取舍。可以想象，按照这种知识结构培养出来的学生中医基础知识是什么水平。同时也可以肯定，从这些学校培养出来的中医生必然是难以承担发扬中医学的重任。要依靠他们独立开展中医临床工作，肯定会力不从心的。如果不改变这种教学方法，不出十年，中医界必将出现严重的断代现象。到那时，中医事业后继无人就再不是"狼来了"，而是社会现实。

另外，在教材方面，虽然多年来不断地重新编写，质量有所提高，但也并非一定越改越好，并且内容大多越来越偏重西医方面。其实，旧教材毕竟培养了一批又一批的人才，总有它成功可取之处，应该给予肯定，并在此基础上加于总结和提高。比如，20世纪60年代的教材，临床课（如内、儿、妇、温病、伤寒等）大都附有不少典型的优秀医案，这是对学生们从课堂走上临床工作最有帮助的内容之一。很多医生在临床上遇到疑难病例时，都会联想到读过的医案，从中受到启发，因而改变思维方式，收到意外的疗效，但后来的教材却把医案给删去了，这是非常可惜的。

由于在中医人才培养方面的不合理，学生毕业参加工作实践后，因为中医基础知识薄弱，工作上必定会遇到不少困难。在这种情况下，他们必须运用其他知识来弥补自己知识上的缺失。这时，他们会向已经学习过的西医西药知识接近，并且加于运用。在不觉之中，他们便会逐渐疏远中医，并失去对中医专业的自信心。即使没有放弃中医药，他们也会以"中西医结合"之名义，中西药并用，变成一个既不中又不西，或者名中实西的医生。目前，这种情形已不是个别现象，特别需要我们去反思。再则，中医的临床经验要靠实践去探索和积累，中医事业的持续发展也需要经验的支持。如果中西医药物无原则的并用或滥用，究竟中药的疗效如何？应该如何去判断？这已失去意义了，

102

这对中医本身总结经验是毫无好处的。以上这种情况也不是个别的，而是比较普遍的现象，这就难怪造成社会上人们对中医产生怀疑的心理。俗话说，打铁还得自身硬，就这一点来说，在维护中医的信誉和在社会上的合法地位的同时，我们也应该反省自己，检讨自己，并在实践中纠正自己。如果没有清楚地认识到这一点，振兴中医，挽救中医的呼声喊得再响，也永远是一句空话。

此外，中医界有些学者没有以客观的态度审视中医，认为中医至高无上，无所不能，这种盲目自大，也是危机的来源之一。

三、中医的前途与科学

中医药发源于遥远的原始社会，经过几千年的流传才发展到今天比较完整的理论体系。由于古代社会生产力的关系，遗留一些陈旧落后和不科学的成分这是很正常的现象，但与整个中医理论体系相比之下，是微乎其微的。就西医的发展也同样如此，比如，在抗生素问世以前，西方人就曾经使用口服碘剂作为肺炎的治疗药物，还有人将氧气输入消化道用来驱虫等，这些都是历史科学发展的印记。这些陈旧落后的东西随着医学自身的认识加深、不断发展，也得到了不断地更新和剔除。有人说中医是迷信，这是不符合事实的。早在唐朝的《备急千金要方》（孙思邈，652 年）中就有引自《史记》（汉代司马迁）中"病有六不治"的记载，其中之一就明确指出"信巫不信医"是不治之例。

真理来源于实践。中医理论的发展、进化，基本上都是直接从临床实践中发展起来的。从先秦医学的经典著作《黄帝内经》（基础医学）至汉代张仲景之《伤寒杂病论》（奠定辨证论治思想）、金元四大家之一李东垣之《脾胃论》（临床医学）、宋朝宋慈之《洗冤录》（法医学）、明末吴又可之《温疫论》（传染病学）、清代吴鞠通之《温病条辨》（温热病学）和王清任之《医林改错》（活血化瘀法之大家），及至近代张锡纯《衷中参西录》（大气下陷说）等，无一例外，都是从临床实践中一脉相承，总结进化而来的。再说，在中医学上还有很多比西方先进的东西。比如，早在汉朝以前的中医经典《黄帝内经》中就明确地提出了预防医学思想的雏形，中医的预防医学、传染病学、法医学的产生年代都远远早于西方医学。明朝李时珍的《本草纲目》是一部具有世界影响力的药物学巨著，有多种外文译本在国外流传，为世界药物学者和植物学者所重视。20世纪60—70年代，活血化瘀理论与实践的研究也雄辩地证明了中医学严肃的科学性和临床实用价值，引起全世界医学界的普遍重视，并在各个临床领域取得显著的治疗效果。近年来，中医药在对"非典"、艾滋病、心脑血管、肿瘤等病种的研究中也取得了举世瞩目的成就。中医药也越来越多地为世界各国人民所接受，这些都是不容否认的客观事实。祖国的中医药事业在国家和政府的大力支持下，正如日中天、阳光灿烂，前途一片光明，这是我们中华民族的骄傲。

在理论上，中医和西医是两种完全不同的体系，两者之间并不存在谁是谁非的问题，更不是简单的文字问题。就中西医而言，在目前的历史条件下，任何人都不可能将西医学作为"科学"的标准去评判中医。这不仅是因为中西医两者之间理论上无法沟通，无法相互解释，并且在西医方面也同样面临着许许多多目前尚不能解决的医学难题。比如社会上多次再版，并一直盛行的大部头巨著《实用内科学》[1]一书，就是一部大家公认和熟悉的权威性的西医学专著。其中"本病病因不明，可能与某某有关"或者"本病尚无有效疗法，可以试用某某治疗"类似这样无法认知和治疗的疾病，并不是少数。还有的疾病能防不能治，如小儿麻痹症和狂犬病，特别是后者，死亡率达到百分之百。同时，还有很多常见病如癌症、乙肝、糖尿病等，目前都还无法达到理想的治疗效果。如果用它（西医）来代表所谓的科学，岂不苍白无力、为时过早吗？中西医之间虽然彼此不同，却共同担负着保护人类健康的重任，只有两者平等共存、互相尊重、取长补短，才能有益于人类。是非之争，对彼此都毫无益处。

对于近年来社会上出现一股废弃中医的逆潮，中国中医科学院中国医史文献研究所的王振瑞、李经纬先生，从中医系统内部联系到社会其他学科，进行全面的检讨和分析，得出的结论来自两个方面：一是中医学术界内部有的学者出于对中医的信仰和偏爱，以唯心主义的思维方法把中医神化，以至出现了"中医超科学论"。二是一些学者以其本身学科的学术观点去衡量和评判中医，出现了"中医伪科学论"。后者企图以他们认为的"科学"标准去"规范"中医，以达到最后废弃中医，消灭中医的目的。作者对这两种不同的观点，给予理由充分的棒击，读来酣畅淋漓，令人信服。

科学，是反映自然社会思维等的客观规律的分科的知识体系。每一门科学通常都只是研究客观世界发展过程的某一阶段或运动形式，所以，科学，是一种对各种知识不断探索发现，不断完善，不断开拓的过程，在任何时候都不会停滞和休止的。科学的任务是揭示事物发展的客观规律，探求客观真理作为人们改造世界的指南。如果利用科学之名作为权杖，压制和打击某种学术在社会上的存在，那是对科学的歪曲和亵渎。

疗效是医学的生命，没有疗效的医学肯定是短命的医学，中医也不能例外，这是非常简单的道理。中医之所以能够几千年来一直传承至今，并且长盛不衰，是由其社会价值（疗效）所决定的，并不会为个别人的意志所转移的。中西医的共存必然会出现一些争论，这种争论虽然有可能长期持续下去，但是过后一定会风平浪静。近年来，虽然这股反中医逆流来得加倍的汹涌猛烈，但这种逆流也是注定要失败的，中医必然在这风浪中发展得更加兴旺和趋向成熟。广大人民群众是爱护、信赖和支持祖国的中医药事业的，这是一股无比强大的力量，是任何势力都不可战胜的。

中医药是博大精深而伟大的，它是全人类共同的宝贵财富。我坚信，同时也可以断言，不论任何时候，中医药必定与中华民族共存、永存。

参考文献

[1] 上海第一医学院 . 实用内科学 . 北京：人民卫生出版社，1952.

本文被收录在 2011 年在广西举办的《全国中医药发展大会论文集》

（2008 年 1 月 2 日稿）

论人类直立生活与疾病和寿命的关系

人类是地球上最高智慧的生物，也是自然界唯一能直立生活的灵长类生物。

有人说，从类人猿到古人类的进化，是从手、足的分工开始的，我认为此话不差。因为人类大脑的思维和各种意识，基本上都是依靠手的动作来完成的。因此可以说，没有双手，就没有今天的人类文明和辉煌历史。不过，这种进化的过程是极为漫长的，据近代分子人类学的研究，人类从古猿分离出来至今已有 700 万年的时间了。

前几年，有些学者[1]和个别养身（生）研究者，开始关注直立与人类疾病之间的关系，甚至还提出直立是关系到人类自然寿命的"根源"问题。[2]

目前科学界对人类寿命的预测，大概采用以下几种方法：

（1）细胞分裂次数与周期预测法；（2）性成熟期预测法；（3）生长期预测法；（4）怀孕期预测法等。近年来在基因方面的研究还发现，人类的寿命从出生开始就被记录在 DNA 里了，寿命的长短取决于端粒的长度。因为端粒可以防止染色体的磨损，能阻止 DNA 的分解。

以上各种不同对寿命的预测方法所推算的结果显示：人类的自然寿命可以在 100 岁以上，最高可达 175 岁。

但是，事实上人类的自然寿命能达到 100 岁以上的实在不多，因此，有的学者便将此归因于人类的直立生活方式上。

首先应该肯定，人类的祖先，从爬行进化为手足分工和直立行走，是一种生物界最为高级的进化。也不能否认，这种进化因为地球引力和大气压的关系，在某种程度上，影响了人体的生理结构，这主要反映在身体的支持力和体液循环两个方面。

1. 在骨骼方面的改变：在人的体重承载上，因为直立成为垂直的方向，因此腰、股、膝等大关节的负荷明显加大，加重了关节面的压力和磨损，因此容易导致诸如股骨关节缺血坏死、膝关节劳损、椎间盘突出、椎体滑脱、骨质增生等一系列的疾病。

实际上，在所有脊椎病变中，最为典型的是颈椎。虽然颈椎承重不大，但从爬行到直立，颈椎必须从前仰（抬头）改变为垂直，而更多的是处在前俯状态，这种改变就是人类颈椎病多发的重要原因。

2. 在体液方面（体液有多种，这里主要指血液）的改变：从爬行到直立，心脏也从水平位置改变为中间位置，既要负担头部大脑的血液供应，又要负责心脏以下脏器的血液循环，特别是下腔静脉的回流（对地心吸力而言是逆行），这就给心脏增加了很大的负担。因此，有不少心脑疾病，如脑中风、心肌病、下肢静脉曲张、痔疮、血栓闭塞性脉管炎等，都与直立生活有关。有的还是人类所特有的，如痔疮、下肢静脉曲张等。

19世纪中叶，达尔文（1809—1882）的进化论，是人类历史上继哥白尼的日心说之后的第二次重大科学突破。他认为，地球上的生物都存在着生存竞争。生物通过遗传、变异和自然选择，从简单到复杂，由低级到高级不断地进化发展着。随着基因学的诞生，这一观点也得到了有力的证明。所谓"物竞天择"，实质上"竞"的就是基因。

人类的直立生活方式，是符合自然选择规律进化而成的。虽然直立的生活方式确实有一些对人体健康不利的影响，但是，在生物的进化过程中，必然存在着生物本身对自然条件的调节适应机制。这种机制，不但过去存在，现在和将来也必然存在。因为自然界物种的进化是永远不会停止的，因此，我认为不能把直立问题严重化，更不应该游说到骇人听闻的地步。事实上，人类的卧位睡眠就是一种平衡调节，也是一种自我保护机制。从进化论的角度来看，人类选择卧位睡眠应始于类人猿手足分工时期。在自然界中，有的动物的睡眠姿势是很特殊的，比如哺乳动物蝙蝠，是倒挂着睡觉的。它是睡觉冠军，一天能睡20个小时。还有些动物如马，可以站立着睡觉。

有一本书名为《奇特养身法》，其作者周中吉曾经破天荒地提出，用倒睡法（即用头低脚高位睡眠，并且强调要长时间）用来纠正因为直立所带来的各种副作用。但是我认为，这种方法在理论上或许是说得过去，但在实际上却未必可行。该作者还提出，这种方法最合适35岁以上，特别是患有劳损性疾病的中老年人，用于改变人体落差和地心引力的作用。但是，从医学的角度来说，中老年正是免疫力下降，机体处在衰退的时期。有的还伴有一些慢性疾病，比如慢支、心血管疾病、高血压、糖尿病、高血脂、血黏度增高等，有些人还处在亚健康状态。如果让这样一类人群突然改变几十年（对人类而言至少是几十万年）来养成的睡眠习惯，必定是很难适应的。这种强制性的改变，与削足适履并无两样，是一种违背自然选择的强行"进化"，是利是弊可想而知，起码会影响正常的睡眠质量，同时还有可能引发意外。不知当初力挺倒睡养生的专家们是否至今还能坚持倒睡？效果又如何？本人很想知道。

《奇特养身法》的作者是一位文秘工作者，退休后才从事养身研究。他写作该书的指导思想是人体平衡理论，但用来说理的却是普通的物理学常识和逻辑推理，缺乏有说服力的实验数据。他提到的日常饮水、进食、运动、心态调节等方面的亲身体验，有一定参考价值。但是，疾病的成因和变化是非常复杂的，并非可以用简单的物理学概念（地球引力）所能解释得了的。要讨论人类疾病，最起码要掌握人体解剖学、基因遗传学、生理病理学、流行病学、分子化学、微生物学等多方面的知识。如果舍此来谈医学，甚至讨论人类寿命等重大问题，实在是很有些失当。该作者还说通过倒睡实验，破解了经络研究的难题等，这些说法都有如天方夜谭，让人难以置信。笔者上网了解过，当年发表同一观点论文的马、吕两位先生根本就不是从事与生命科学或临床医学有关工作的。

另外，是否爬行就可以延长灵长类动物的自然寿命呢？事实也并非像他们想象的那样。据相关资料，类人猿的寿命大约是 20 岁，黑猩猩 25～32 岁，而有记录的最长是 59 岁零 5 个月，那是 1992 年 2 月 19 日死于美国佐治亚州亚特兰大耶科斯灵长类研究中心的一只名叫珈玛的黑猩猩。其实，人类作为灵长类动物，之所以能够延长自然寿命，也是生物进化本身的结果。

关于人类的自然寿命，其涉及的因素是多方面的，包括生存环境、疾病、生活习惯、食物营养、社会制度、科技水平等。目前，世界上平均寿命最高的是日本，男的 83 岁，女 86 岁。这主要得益于他们合理的营养结构和比较科学的饮食习惯，心血管疾病的发生率普遍偏低。而在中国，心血管疾病是第一杀手。

综上所述，应该说，直立与人类的某些疾病有着一定的关系，但绝不是决定人类自然寿命的主要因素。

参考文献

[1]　马忠桂 . 论人的生理与直立姿势的不适应性及其意义 .
　　　吕鸣宪 . 直立姿势是人类多病和短寿的罪魁祸首 .
[2]　四川达州老兵（周中吉）的博客 .

（2012 年 1 月 24 日）

谈谈冷气病的防治

随着社会的进步和人民生活水平的不断提高，空调设备的使用越来越普遍，昔日被视为高档消费品的空调器，已逐渐走进寻常百姓家，改善了人民群众的生活和居住环境。在酷热的夏天，冷气机给人们带来了惬意的清凉和舒适感。

大家知道，空调器有多种调节空气的作用，有冷气、暖气、抽湿、通风等多种功能。为了改善空气质量，有的还配备了负离子发生系统。但是，使用最普遍的还是冷气降温的功能。如果对冷气使用不恰当，常常可对人体造成伤害。通常所说的空调病，实际上是一组因为寒冷物理致病因素引起的疾病，用冷气病来命名似乎更为合理。

一、冷气病的常见原因

1. 温度定制过低。人体最感舒适的环境是温度在18℃～25℃、湿度在40％～70％。这种舒适度在一年四季中也随季节的变化有所改变，合理的室内冷气设定温度，一般应保持与室外相差3℃～5℃即可。但是，有些人总以为越凉越好，把温差设置在8℃到10℃以上，这是引起冷气病的一个重要原因。因为温差太大，人体的体温调节功能有可能失控，影响到机体的抗病能力，因而常可引起感冒、鼻炎、肺炎等呼吸道疾病。特别是有慢支、慢性鼻炎、风湿、腰颈椎疾病和慢性心脑疾病的患者，更容易患病。

2.冷气机风力和风向设定不当。冷气机的使用，应该以使室内空气及温度均匀柔和流动为宜，切忌冷风直吹和久吹。因为过大的冷风，可以迅速带走体表的热量，却容易造成机体内外产生的温差太大，这不利用于气血的平衡和运行。风寒性肌痛就多是这个原因引起的，严重的还可以引起风邪外中经络（真中风），出现肢体瘫痪，口眼歪斜等症状。

3.卧室用具配备不当。炎热的夏季，许多人都喜欢使用竹板凉席和凉液枕头，因为这是很好的度夏伴侣。但是，如果在有冷气的环境中使用却是致病的原因之一。众所周知，竹板凉席在常温下是可以吸收一些热量的，特别是在低温状态下，吸热就更加明显。在炎热的夏季，当室温在25℃时，用手触摸竹板凉席，就有明显的冰凉感，如躺在冷气环境中的竹凉席上，就像冰块熨在身上一样，凉液枕也是同一情况，很多风寒性肌痛的冷气病患者都与使用这些卧具有关。所以，应该避免在冷气环境中使用凉席、凉枕。

4.干燥与通风不良。冷气除了直接降温，还有蒸发水分、干燥空气的作用。患有干燥性疾病，如干燥综合征、干性皮肤搔痒、鼻黏膜出血、肺结核或慢性低热等的患者，都不适宜使用冷气。即或使用，时间也不宜过长。同时，要注意补充足够的水分，多吃水果蔬菜等。

由于冷气几乎都是在密闭的环境中使用，所以，不利于室内空气的交换流通，这就影响了人体的呼吸和新陈代谢。长时间使用必然造成室内废气停留和缺氧状态，容易使人产生头晕、精神不振，四肢乏力的感觉。因此，必须解决好室内外之间的通风问题。

5.超长时间使用。冷气的使用应该有一定的时间，不宜无限制地使用。过长时间使用，人容易感到疲劳，抗病能力下降，因而增加冷气病的发病机会。

二、冷气病的辨证施治

上面说过，冷气病是一种因物理素引起的一组特殊的疾病。根据冷气本身的特点，中医认为主要是风、寒、燥三邪致病。夏季本为湿热之令，但在冷气作用干预之下，湿为寒湿，燥则为凉燥（不同于温燥）。因为其三者各有偏重，而且侵犯部位不同，所以临床表现也各不相同。分述如下：

1.外感风寒型。临床表现为恶寒、发热、头晕痛、全身酸痛、咳嗽、喉痒、流鼻涕、脉浮紧、舌苔薄白等症，治宜辛温解表、疏散风寒。方用荆防败毒散加减，尿短赤可加六一散。如以头痛为主症，可用川芎茶调散加减等。

2.痹证型。临床表现为肢体或腰、颈、背部酸痛，也有肩臂痛似肩周炎者，遇寒冷则痛剧。如果多处疼痛，伴有头痛者，可用神术散或清上蠲痛汤；如夹有湿邪可用羌活胜湿汤；如痛在一处肌肉，麻木不仁如着痹者，用薏苡仁汤加减为宜；如气血较虚属血痹者，用黄芪桂枝五物汤或当归四逆汤加减；阳虚寒湿重者，甘草附子汤，茯苓四逆汤也可选用。

另有风邪中于经络，除了有风寒表证外，还出现偏瘫、口眼歪斜之症。如血压不高者，可用小续命汤合牵正散加减。

3.寒邪伤中型。临床表现为恶寒、不发热或微发热、倦卧、腹痛、腹胀、或呕吐、泄泻、舌淡苔白等症。治宜温中散寒，可用香苏散加姜、葱，痛甚加良附丸，湿盛用藿香正气散。寒邪较重者，用桂枝人参汤，严重加附子。

4.凉燥型。临床表现为恶寒、微发热、流涕、咳嗽、少痰并难以咯出、口咽干燥、喉痒、喜热饮、舌微红、苔薄白而干、脉浮紧等症。治宜甘温润燥，宣肺止咳，方用杏苏散或止嗽散，痰多加川贝，瓜蒌。

5.阳郁气虚型。临床表现为头晕、胸闷、精神疲乏、四肢乏力、呼吸气短、懒言或困倦嗜睡、脉濡缓或沉弦等症。治宜补气与疏肝解郁并用，方用四逆散合菖蒲郁金汤，加参、芪，较严重者可同时送服有芳香泄浊、辛温宣窍作用的苏合香丸。

需要说明的是，以上五型中，不论哪个处方，均可加入荷叶同用。因为荷叶性味苦、涩、平，能升发阳气，清暑利湿，是夏季祛暑良药。在治疗冷气病的方药偏重于辛温的同时，有反佐和药引的妙用。

冷气病是现代文明病之一，也是一种逆时序（时令）的疾病。根据中医的病因学说，可以明确的分型和辨证论治，并能收到很好的治疗效果。只要采取合理的预防措施，科学使用空调设备，冷气病是完全可以预防的。

（2006 年 8 月 7 日稿）

临床使用伏龙肝的经验

伏龙肝，又名黄土、灶心土，为烧柴草之炉灶近烟囱处之泥土。原为平常之物，但若能善用之，诚乃药中之良品也。本品气味辛、温。功能温中燥湿，止呕、止血，可治疗呕吐、反胃、腹痛、泄泻、吐血、便血、尿血、衄血、妊娠恶阻、小儿慢惊、肠风、带下、血崩等病证，并有护胎安胎等作用。历代医籍中，最早和最具代表性的方剂首推张仲景《伤寒杂病论》之黄土汤。该方由灶心黄土、阿胶、黄芩、生地、白术、甘草、附子组成，可用于治疗便血、肠风、崩中漏下诸血证，运用范围较广，内科、妇科均可使用，此方为历代医家所常用的一首著名方剂。以下谈谈个人使用伏龙肝的临床经验。

多年以前，曾治疗一妊娠恶阻患者，怀孕仅一月，呕吐不止，并渐次加重。后来竟致每食即吐，水谷不留，甚至呕出鲜血。虽经输液和西药治疗，终无效果。患者虚弱已甚，倦怠无力，气短懒言，无法进食。口干，舌偏红，苔少乏津。脉濡缓无力。一派气阴不足之象。后处以麦门冬汤（按：其中粳米乃必用之品）加姜竹茹，外加用伏龙肝150g煎汤代水煮服。一剂显效，可少许进食，三剂基本向愈。后嘱2～3天煎服一剂，连服5剂而痊。

几年前，治一退休教师，因多年来脾胃虚寒，食少、腹胀，平时必以大量椒、姜辛辣食品佐膳食之，但仍然觉得胃中寒冷不适。时有呕吐感，大便不实。已服过多剂厚朴温中汤、桂附理中汤，虽服之能效，但终不能愈。后来，嘱患者在其方中每剂加入120g伏龙肝同煎，连服月余，竟得痊愈，且未再复发。究其原因，姜、桂、附，虽为温脾肾之要品，但因其性动，温中有散，终不比伏龙肝之温中而能守。故久服之，姜、桂、附之温中之性渐聚而生效。两者同用，有异曲同工之妙也。

此外伏龙肝还可以用于治疗下列病证：

1. 小儿脾胃虚寒，大便溏薄、夜睡露睛、时时惊醒或啼哭；严重的则为慢惊风，困倦虚弱、便溏食少、无发热或低热不退、时时抽搐、眼睛上吊、口流涎沫、昏沉不省人事等症。轻者用益脾镇惊散，重证用加味理中地黄汤（庄在田）或可保立苏汤（王清任）。三方均需加入伏龙肝同用。只要辩证无误，必效如应桴。

2. 妇科的慢性崩漏血证，除了明显的实热证外，一般可在结合辨证论治的基础上加用伏龙肝，有协助止血的作用。如温经汤、丹枝逍遥散、归脾汤、补中益气汤、逐瘀止崩汤、清经汤、清心莲子饮、失笑散等方剂。虽有温、清、通、补之不同，但与伏龙肝并用无妨，且能收到更好的效果。寒湿带下，用完带汤加伏龙肝，效果也更胜一筹。

3. 脾肾虚之久泻、滑脱，理中、四神或真人养脏汤、赤石脂禹余粮汤用之效果不理想者，可加入大剂伏龙肝同用，也可收到意外的疗效。

笔者在多年临床中体会到，本品性虽辛温，但却不燥，故能守中而不劫脾胃之阴。盖因脾之与土，同气相求之故也。因此，胃阴虚者，只要配伍得当，仍可使用。对于反胃和噎膈患者，可在使用《金匮要略》大半夏汤的同时，加入大剂量的伏龙肝，可以收到更好的效果。

应该指出，本品之疗效乃取其气而非取其味，故必采其气之厚者。采集时，必以日常使用者为佳，如炉灶久旷无使用者，不宜入药。然而，由于社会的发展进步，人们生活条件的不断改善，城乡居民已大多不再使用传统的炉灶，这为伏龙肝的采集带来了困难。往日唾手可得的东西，现在已很难觅得了。因此，这里向大家介绍一种自制的方法，供大家参考。

备小炭炉一个，木炭和干净的砖块、瓦片，或其他陶制品之碎片若干，大小以能烧透为度（有釉层者勿用）。把煎药用的药罐，装上适量的清水备用。然后，把炭火烧开，再把砖瓦块投入炉火之上，久久烧之，可按需要随时加上木炭。最少烧一小时，时间越长越好。煎药前15分钟，把要煎的药物先放进药罐浸泡。再用铁钳子把炉上烧好的砖或瓦块趁热放进药罐之中，最后将药罐置于炉上开始煎煮，也可以先煎烧好的砖、瓦、陶块，然后再取水煎药。另外，如烧制的砖瓦没用完，可以待凉后装进密封的塑料袋勿令泄气，备用。如暴露在空气中太久或受潮，将会影响疗效。如果砖、瓦片来源有困难，煎煮过的仍可再用，但一定要加长烧制的时间。

有的人认为，伏龙肝为泥炭俗物，不卫生，因而放弃使用。其实，这是一种偏见，是很可惜的，像百草霜和京墨

（烟墨），都是同一类药物，并且功效相近，只要使用得当，都是无上佳品。

在众多的中药品种中，有许多看似平常，很容易被人忽视的东西，只要真正了解它的性质和功用，临床使用起来便能得心应手，如虎添翼，收到显著的效果。笔者还为此写过一篇题为《说米》的医话（后改名为《说米的食用和药用》），发表在 2004 年第 7 期的《中国老年学杂志》上，可供参考。

（2006 年 8 月 10 日稿）

"大气下陷"与呼吸衰竭的救治

为了寻求对危重患者有效的抢救措施，笔者复习了不少的古今文献资料，并结合多年的临床体会，发现张锡纯先生的《医学衷中参西录》中之"大气下陷"说及其创立的治疗方药，不只对于内科杂病有显著的治疗效果，对瘟疫危重期的救治也有一定的临床价值，值得研究和开发利用。

一、"大气"的生理功能及下陷时的临床表现

何为"大气"？《中医名词术语选释》谓：大气，胸中呼吸之气。张锡纯之论大气云：大气者充满胸中，以同呼吸之气也，人之一身，自飞门至魄门一气主之。然此气有发生之处，有培养之处，有积贮之处……天一生水，肾脏先成。两肾系命门之中，有气息息萌动，此乃乾元资始之气（笔者按：即元气，也称原气）。《黄帝内经》所谓"少火生气"也。此气既由少火发生，以徐徐上达，培养于后天水谷之气，而磅礴之势成，积贮于胸膺空旷之府，而盘踞之根固。是"大气"者，原以元气为根本，以水谷之气为养料，以胸中之地为宅窟者也。夫均是气也，至胸中之气，独名为"大气"者，诚以其能撑持全身，为诸身之纲领，包举肺外，司呼吸之枢机。"大气"者，内气也；呼吸之气，外气也。

张氏还云：肺司呼吸，而肺之所以能呼吸者，实赖胸中

之气。此气一虚，呼吸即觉不利，而且肢体酸懒，精神昏愦，脑力心思为之顿减。若其气虚而陷，或下陷过甚者，其人即呼吸顿停，昏然罔觉。所以，五脏六腑，大经小络，昼夜循环不息，必赖胸中大气斡旋其间。

《黄帝内经》有"大气"之说。张氏认为其释有二：一言外感（外邪）之气（例："大气皆去，病日已矣"）；二指胸中之气即内气（例："大气一转，其气乃散"），并认为《黄帝内经》之所指宗气，实即胸中大气，因其所以能"贯心脉司呼吸"者也。《素问·平人气象论》云："胃之大络名虚里，出于左乳下，其动应衣，脉宗气也。"[1]

大气下陷的临床表现：张氏云"大气下陷"之证，有"呼吸短气者，有心悸怔忡者，有淋漓大汗者，有神昏健忘者，有声颤身动者，有寒热往来者，有胸中满闷者，有努力呼吸似喘者，有咽干作渴者，有常常哈欠者，有肢体痿废者，有二便不禁者，有癃闭身肿者，有张口呼气外出而气不上达，肛门突出者，在女子有下血不止者。"[2]

综上所述，大气下陷，除了最基本的气虚、气陷证型外，还有气脱、气闭、内闭外脱、肺绝（呼吸终止）、宗气绝（心脏停搏）等多种为危重症候。

二、呼吸衰竭的分型

现代医学认为，呼吸衰竭是多种原因引起的肺通气和（或）换气功能严重障碍，以致不能进行有效的气体交换，导致缺氧伴（或不伴）CO_2 潴留而引起的一系列生理功能和代谢紊乱临床综合征。其分型的标准是：Ⅰ型，动脉血氧分压（PaO_2）低于 9kPa（60mmHg）。Ⅱ型，在Ⅰ型的基础上兼有二氧化碳分压（$PaCO_2$）高于 6.65kPa（50mmHg）。Ⅱ型也可以说是Ⅰ型发展加重的结果。

总地来说，不论Ⅰ型还是Ⅱ型，其临床症状基本上都与张氏列举的基本一致。

三、"寒湿疫"的病机特点

瘟疫是一种秽浊有毒的戾气引起的流行性疾病，经空气播散，口鼻传染，传染快速，流行面广，发病急骤，常可致人暴毙的烈性传染病。对于目前正在流行的新冠肺炎的认识学术界虽然还存在有分歧，但普遍的学者都认为属于"寒湿疫"的范畴，这个定性是以流行季节和致病诸因所决定的。

"寒湿疫"除了具备瘟疫的所有特点外，还有以下的特殊之处：

病变中心在肺与脾，但可涉及五脏六腑。更重要的是伤气、耗气极速。因为寒易伤阳，湿则性滞，寒湿加上疫毒之气，既阻遏阳气的输布条达，又阻碍三焦气机的运转和脾的运化。所以，病变伊始，患者除了发热、恶寒、咳嗽、咽痛等肺卫见症外，就有明显的疲乏无力，并且这种疲乏倦怠随着病情的发展迅速加剧。此外患者还有厌食痞胀或便溏等症状。因为胃不纳谷，生化无源，水谷精微之气无以滋生，土不生金，则肺气（包括正气）益虚，并且由虚至衰，这是虚气陷的病机所在。因为人、地、时的不同，还可有变证或兼证。但是随着病情的发展，耗气日甚，气虚诸症日加严重。渐至正虚邪恋，正不胜邪而转入疫病的极期，而致大气下陷之病机成，从而出现呼吸衰竭。所以，"大气下陷"是疾病的关键病机之一。其贯穿于发展和恶化的全过程之中。

四、升陷汤的运用

针对"大气下陷"的不同证型，张氏立升陷汤，共有四：升陷汤（生黄芪、知母、升麻、桔梗、柴胡）、回阳升陷汤（生黄芪、干姜、当归、桂枝尖、甘草）、理郁升陷汤（生黄芪、知母、当归、桂枝尖、柴胡、乳香、没药）、醒脾升陷汤（生箭芪、白术、桑寄生、川续断、萸肉、龙骨、牡蛎、川草薢、甘草）。其中比较常用的是升陷汤和回阳升陷汤，也是笔者临床多年常用的方剂。

升陷汤的适应证：胸中大气下陷，气短不足以息，或努力呼吸有似乎喘，或气息骤停危在顷刻，或咽干口渴，或满闷怔忡，或神昏健忘。其脉象沉迟微弱，关前尤甚，或六脉不全，或参伍不调。

回阳升陷汤适应证：心肺阳虚，大气又下陷者。其人心冷背紧、恶寒、常觉短气。脉微弱沉迟者。

两方应用的区别在于：升陷汤适合气虚气陷而无寒证者。回阳升陷汤则适用于心肺阳虚，在补气升阳的同时兼温通心阳，对于心阳虚、宗气不足，心悸动者更为适宜。

特别要指出的是，回阳升陷汤在使用黄芪补气的同时，加了大剂量的干姜和桂枝，旨在辛甘化阳。因为只有温阳才能化解寒凝，才能斡旋大气，才能疏导通窍。

至于随证加减，张氏在《医学衷中参西录》有大量医案可以参阅。如大汗欲脱者加台参、山萸肉、龙骨、牡蛎，有阴虚见证者加元参、天冬、麦冬，发热者加知母，气阴虚加山药、白芍，气虚者加参、术等，皆可参考。

尚需说明的是：四首升陷汤均以黄芪为君药，但都必须生用者何也？因大气下陷者皆危重之急证，唯有生黄芪补气之力剽悍，能救急以顷刻。若以蜜炙则甘缓其性，诚非所宜也。或问回阳升陷汤又何以用甘草？因辛甘化阳所需也。虽如此，甘草亦仅干姜之六分之一，可见张氏立方之严谨。

参考文献

[1] 张锡纯. 医学衷中参西录. 石家庄：河北人民出版社，1974：31-32.

[2] 张锡纯. 医学衷中参西录. 石家庄：河北人民出版社，1974：34.

（2020 年 2 月 24 日稿）

读书杂谈

作为一个医生，疗效是唯一的追求，决不能心存私念，去追逐名利。要有好的疗效，就必须勤学苦练，"勤求古训，博采众方"。认真读书，多读书，读好书。因此，掌握好读书的方法十分重要。名老中医岳美中先生是在 26 岁时才开始学习中医的，他既无家传，又非私授。他之所以能取得这么高的学术成就，除了个人的天资以外，就应该归功于他刻苦的学习精神和科学的读书方法了。

笔者素来喜欢藏书，但书读得不多，也非善读书者。多年来因为忙于应诊，读书时间确实匮乏。"业精于勤，荒于嬉"。人生苦短，时间和精力毕竟有限。因此，要善于利用时间，不要把宝贵的时间浪费在嬉耍和娱乐上。同时，要养成自学的习惯，才能积少成多，逐渐积累书本知识。良好的自学习惯，将有益终身。我的读书宗旨是：学以致用。从临床需要出发，在"用"字上下功夫。回顾自己多年的读书生涯，以下谈谈个人的读书体会。

一、工具书必不可少

读书必须要有包括《辞海》，各种字典以及专业词典在内的各种辞书。这是打开知识大门的钥匙。学习中医，同时要有一套相关的专业图书目录。《医学读书志》是清代曹禾编撰的中医书籍目录，但其内容简单，仅留条目，可作为参考。笔者推荐吉林人民出版社 1984 年版的《中国医籍提要》，这部《提要》比较实用，对每部书的内容都做了简单扼要的介绍。这些都是不可不备的工具书。要认真研读中医的基本理论，需要背诵的决不能投机取巧。可以中医院校教材作为基本读物，再涉猎一些相关的经典著作，包括选读各家注本。对中医的基础理论，必须认真研究，熟读，深读，读透。直至深入理解为止。并且，还需时时复习，不使遗忘。因为这是以后学习生涯的基本功，十分重要。基本功不扎实，则缺乏识别能力，书读得再多也难有收效，难有所作为。碰到疑问，必然是非不分，玉石莫辨。

二、多读医案医话

祖国医学著作，浩瀚如海，茫若无涯。近年编写的《中国医籍提要》收录了 504 种中医医籍，虽然还不到《中医图书联合目录》的十分之一（见该书编者的话），但已经十分浩繁了。其中收录的多数为清代以前的著作，并附录了少数日、朝的医籍。《中国医籍提要》按基础理论、临床各科、综合以及医史、法医、养生，分成四大类，其中仅医案医话就占去了不少的比例。医案和医话是先辈们在长期临床实践中的经验总结，弥足珍惜。医案和医话，为临床医生提供了诊断和治疗经验，对开拓思路，解决疑难问题，十分有益。回顾从医几十年来，笔者深有体会，读医案医话，确实获益匪浅，对提高自己的诊疗技术水平，确有莫大帮助。笔者认为，较好的医案有《名医类案》（明代江瓘）、《续名医类案》

（清代魏之琇）、《古今名医医案按》（清代俞震）、《临证指南
医案》（清代叶天士）、《奇症汇》（清代沈源）、《重印全国名
医验案类编》（何廉臣）、《清代名医医案精华》（秦伯未）、
《经方实验录》（曹颖甫）、《衷中参西录》（张锡纯）以及现
代名医，诸如蒲辅周、施今墨、赵锡武、章次公、郭士魁、
姜春华、岳美中、朱良春、朱小南、刘奉五、罗元恺、段玉
馥、赵炳南、朱仁康等。各家的医案医话，都是很好的借鉴
读物，只要坚持勤读、多读，收获必丰。按笔者习惯，对较
好的医案，往往加上简短的眉批，指出医案的精妙之处。这
样，既可加深印象，又可在以后复习时收到事半功倍的效
果。读医案还有一个好处，就是可以充分利用零散时间。每
读一案，不过十分钟左右的时间。既不影响工作，又可玩味
思索。对工作紧张，时间宝贵的读者来说，是一个很经济的
读书方法。

三、勤读小书

读书唯求实用，不必一定要读名家巨著。这里所说的小
书，是与大部头的著作相对而言。小书有一个共同的特点，
就是篇幅不多，一般在300页以下，少的仅有几十页。好的
小书，内容丰富，充实、通俗、易读、易用。读后使人回味
无穷。例如，可读性很强的中医师复习自测丛书包括了《中
医理论问题》《中医临床问题》《中药基本问题》和《中医经
典温课》四册小书（欧阳锜主编，湖南科技出版社，1982
年）。其中的《中医经典温课》全书仅258页，但把《黄帝
内经》《金匮要略》《伤寒论》《温病条辨》四部经典的主要

条文罗列出来，并对照原文，逐条详加注释。这对于忙于业务，无暇温习经典的医生来说，是一部难得的好书。它可以让你在较短的时间内，系统地温习好中医的主要经典。丛书的其他三册，也同样有很高的可读性。再如，《伤寒论》是一部较难读的书。一般都主张以教材为主，选择几家较好的注本，互相印证、比较，逐条学习，逐条理解，然后再做笔记。这是需狠下一番功夫的读法，但是时间长了，记忆就难免模糊了。如要重新温习，又颇费时间。而《伤寒解惑论》（李克绍著，山东科学出版社，1978 年）一书，包括医案 22 页在内，仅 148 页，就把《伤寒论》的概貌，有机而生动地讲述出来。读这样的书，费时不多，收效又好，特别适合于文献复习。《伤寒百题解》（周石卿等，福建科技出版社，1985 年）全书不足 100 页，也是很好的《伤寒论》参考读本。《提高中医疗效的方法》（贾河先等，重庆大学出版社，1986 年）全书 210 页，也是一部好书。它从寻求提高疗效为出发点，收集了众多的资料。其中谈到了如何准确辨证、药量与疗效、双向调节、心理治疗、药物剂型、给药途径、痰瘀与顽症、试探用药、使用草药新秀以及用现代药理学知识去认识和开发、使用中药等方面，都有独到的见解。这对研究祖国医学，开拓科研思路，都很有启发。其他如《运气学说》（任应秋，上海科技出版社，1982 年）、《经络十讲》（上海人民出版社，1976 年）、《易学十讲》（邹学熹，四川科技出版社，1987 年）等，都是以专题形式论述的、较通俗易读的参考书。

20 世纪 70 年代安徽中医学院编写的《中医临床手册》，

也是一本好书。全书从四诊八纲到临床各科及至方剂、药物，统一以表格的形式列出，而且内容丰富，查阅起来十分方便快捷，特别合适初涉临床的医生和实习生使用，可惜这本书一直没有再版。

四、谈读杂志

清人唐笠山在乾隆、嘉庆年间，征集了江南地区，尤其是苏州一带名医的医论医话、临证心得、学术讨论等，不分门类，不分体例，汇集成书，名为《吴医汇讲》，它有别于历代中医古籍，这就是中医杂志的雏形。笔者收集到最早的中医学的杂志，是"民国"二十三年（1935年）由陆渊雷和谢诵穆主编的《中医新生命》。该杂志每月出版一册，其中有诸多先辈名家的文章，这些杂志，如今成了珍藏的文物。现在的《中医杂志》是国家级的中医学术刊物，水平较高，综合临床、科研、和教学为一体，可读性较强，是我的主要阅读对象。其他如《新中医》等，比较侧重临床，也是较好的读物。

杂志，是专业的窗口。经常读杂志，可以了解学术界的发展动向和有关信息，对自己的工作很有帮助。几十年来，笔者对《中医杂志》和《新中医》几乎是每期必读（但不可能都细读）。同时，也常浏览其他各种杂志。

五、关于杂志验方

以往的各种中医杂志，都会设置一定的版面来介绍一些秘验方。因为散落在各期不同的杂志上，如果没有长期订阅，收集就不容易了。《中国秘方验方精选》及其《续集》（曾得环等，广东科技出版社，1992年），收集了多年来国内多种中医杂志介绍的验方512首，给同道们带来了很多便利。这些验方一定要在辨证论治的思想指导下使用，不能盲目套用。就本人习惯，对一个验方，一般都应使用3次以上，才能初步判定其可靠性和治疗效果。经多次使用确认有效后，才作为常规方使用。对有争议的验方，一定要细心琢磨，悟出其道理后才能使用。俗谚说：药方抄三遍能毒死人。对自己不理解，或明显有差错的验方，最好不用。例如，该《续集》在正文首页内科"中风丸治疗脑梗塞"一方，对马钱子的剂量和炮制，没做任何介绍。而马钱子是剧毒药，则是众所周知的事实，如盲目套用这一验方，必然会导致医疗事故的发生。

六、谈方药特色问题

中医自古以来，就有许多不同的流派，这与各医家的不同学术观点，不同的地区和不同的社会环境有密切的关系。处方用药也是如此，有时也有很大的差异。笔者年轻时曾随本地一位名老中医习医，这位老先生在临床上使用的中药大概不到四五十味。所处之方，常用香苏散加味，总不离夏、陈、枳、桔、杏、苏、银、翘、柴、芩、芍、桑、菊、栀子、薄荷、蝉衣、香附、竹叶、山葡萄、枇杷叶之类。既鲜用温补药，也极少用泻下药，甚至血分药都十分少用。凡有患者询问病情，常以"风为百病之长"释之。据笔者所知，老先生所读之书并不太多，但求医者甚众。群众口碑甚

132

佳，并且多年如此。其实，这种现象并非独一无二，名老中医王鹏飞先生，曾是北京地区闻名的儿科名宿，人称"小儿王"。他的医术是家传的，其祖父、父亲都是著名的儿科医生。《王鹏飞儿科临床经验选》（北京出版社，1981年）是其一家三代行医的经验总结。其用药别具一格，处方精练，寥寥数味，却有很好的疗效。其所用之药物，也不外数十味，特别喜用紫草、寒水石、青黛、牙皂、乳没、银杏、砂仁等普通医生不常用的药物。在一般读者看来，用少数而局限的药物，来治疗儿科的多种病症，且要求面面俱到，难免让人觉得不可思议。这本书的前言是这样解释的："他们的理论与实践，表面上似乎与传统的中医理论缺少紧密联系。实际上，并没有离开传统中医的基本法则。只是有其独特的辨证论治和用药方法。"我个人的看法是：疗效是检验真理的标准，经得起临床验证的方药，就是好方药。

七、关于学习西医知识的问题

因为任何一种医学，都不可能是十全十美的。中、西医之间，各有所长，各有不足。互相轻视，互相排斥，或各自以为是，都是不对的。我们应该看到西医科学的一面，但不能对中医本身抱着怀疑的态度。只有互相学习，取长补短，互相贯通，才有利于祖国医学事业的发展。作为中医，应该具备一定的西医知识，特别是要掌握解剖学、生理学、临床体检、症状鉴别、内科学基础、实验室和辅助科室报告资料分析、急症的诊断和应急处理等知识。《临床医学问答》（河北医学院，人民卫生出版社，1984年），是较全面的一套读物。《临床体检图解》（苏州医学院编）图文并茂，易学易懂，而且实用，也是一本好书。《内科疾病鉴别诊断学》（中山医学院，人民卫生出版社，1975年）一书，也有很高的参考价值。对学习小针刀者来说，《实用局部解剖学图谱》（霍琨等，辽宁科技出版社，1998年）无疑是最好的参考书。随着信息时代的到来和计算机多媒体的普及和使用，文化知识的载体已不只局限于传统的图书。音像制品已十分普及，读者可以通过电脑、VCD播放器等设备，学习到更多的科学知识。同时，还可以通过网络系统，查阅到远程资料库中的资料，并且还可以直接下载和打印，十分方便。总之，现代医学和科学技术发展迅速，日新月异，必须随时阅读新的书籍，接受知识更新，树立终身学习的思想，这样才能与时俱进，跟上时代发展的潮流。

早在360多年以前的明朝末年，我国著名的温病学家吴又可，在其传染病学专著《温疫论》（1642年成书）中就明确指出：温（瘟）疫的传染途径，是"邪从口鼻而入"，是"异气"（杂气）致病。结合2003年的非典事件，可以看出，这是非常科学的论断。吴氏还观察到，疫疬感人，可"为病种种，是知气之不一也"。这与现代医学的病毒变异学说不谋而合，这确实是我们中华民族的骄傲。这也证明了有些人认为中医不科学，并对其抱怀疑的态度是错误的。同时，也说明了中西医结合的优越性，说明古老的中医学，在科学已相当发达的今天，在科研方面仍然有着十分重要的价值。

八、谈读书与写作的关系

名老中医岳美中先生在一篇医话里谈到"早背读、积资料、晚下笔"。这是关系到如何治学的问题，也是宝贵的经验之谈。实际上，要写好一篇文章，没有坚实的理论基础，没有丰富的实践经验，没有必要的第一手资料，无论如何都是不可能的事。笔者在完成拙文《慢性肺源性心脏病中医临床病机分析》的写作中就有深刻的体会。

还需指出，写作一定要尊重事实，实事求是。要向读者负责，不能为求数量而敷衍了事。这不仅是对写作的态度问题，而且还是一个道德问题，应该严以自律。

近年来，出版个人专集，蔚然成风。其中，固然不乏较高水准的名家著作，但也有些专集内容平淡，人云亦云，文风飘浮，华而不实，让人读后有一无所得之感。笔者近读《三十年临证探研录》(邹孟城，上海科技出版社，2000 年)，觉得是近年来新一代的专集系列中，值得推崇的一本书。此书文笔朴实，实事求是，言无不尽，言之有物。如将治疗带状疱疹、急性阑尾炎、脑震荡等多种疾病的宝贵治疗经验如实地介绍给读者。在讲求经济效益和知识产权的今天，他的这种对祖国医药事业无私奉献的精神是难能可贵的。

上面所述，仅介绍一些个人的读书体会。因所读之书不多，见识简浅，应该说还是很片面的。作为一名职业医生，应该博览群书。仅仅以上介绍的这些，是远远不够的。天道酬勤，多一分耕耘，必然能多得到一分收获。

（2003 年 12 月 27 日初稿）

读书杂谈续

几年前，我曾经写过一篇五千多字的《读书杂谈》，主要是谈自己从医期间的读书心得。事隔数年，如今再次读来，仍觉意犹未尽。因为要学好中医，一定要有坚实的文学（包括古典文学）基础。现在仍以"杂谈"为题，谈谈其他方面的读书体会。

一、从仓颉造字说起

书，即书籍，在《辞海》里的定义是：装订成册的著作。

书是由字组成的，字是记录和传达语言的记录符号，有表形、表意、表音三种形式，其中表音形式最便于学习使用。

神话传说，仓颉是我们中华民族的汉文字创造者，他是黄帝的史官（记录史实的官员）。他姓侯刚，名仓颉，其后人则以仓为姓。现代人则认为他可能是古代从事整理文字工作的一位代表人物，其生平及生卒年无可查考，甚至是否实有此人尚属可疑。

二、从造纸、印刷到激光照排

从古代的结绳记事开始，动物的甲骨、竹简、丝绸发展到纸张，横跨时空几千年，我们的祖先用这些不同的文化载体，记录了浩瀚繁迭而又灿烂辉煌的中华民族文化。汉字也从甲骨文和春秋战国时期诸国混乱的文字经秦始皇统一为秦小篆，并作为全国通用文字，以后发展为正、草、隶、篆多种字体，故有较为通俗流行的《四体千字文》传之于世。随着字体的进化而发展成为中华民族文化一门独特的书法艺术，历代各成名家者有颜、柳、欧、苏、黄、米、董、赵及两王等。他们的碑帖，千百年来一直流行于世，是历代练习书法者的临摹范本，影响极为深远。

造纸、印刷术都是我国古代的伟大发明。东汉蔡伦发明造纸术，北宋布衣毕昇发明活字印刷术，他们在我国乃至世界文化史上都有着重要的地位。活字印刷术的问世，给文化的传播起到了革命性的发展作用。毕昇的活字印刷术，在宋代沈括的《梦溪笔谈》里就有详细的记述。从古代的活字排版印刷，发展到现在的电脑激光排版，科学技术上是一次重大的飞跃。近年刚辞世的计算机专家、两院院士、北大教授王选，就是一位从事汉字印刷科技改革、承先启后的伟大科学家，被誉为中国的当代"毕昇"。可见他在印刷技术发展史上的重要地位。

三、读书的门径

中国古代文化的各种典籍，可谓汗牛充栋，有如浩瀚的海洋。人生几十年间，毕竟太短暂，即使一生伏案苦读，也未必能将其读完。但是，读书是有方法的，为了能读到有用的书，作为初学者，如何掌握读书门径是至为重要的。清代学者张之洞说过："今为诸生指一良师：将《四库全书总目提要》读一过，即略知门径矣。"学者余嘉锡也谓："余之略知学问门径，实受《提要》之赐。"足见《提要》的作用非同一般。我的从医经历也有深切的体会。《中国医籍提要》（吉林人民出版社出版，1984年）就曾经给我提供过不少的帮助。总之，"提要""题解"一类书籍，是有特别重要的价值的。

138

《四库全书总目提要》200卷，是我国文化史上一部有重大价值的书目巨著。由清代纪昀编撰，是我国封建时代最后，也是最大的一部官修图书目录。其中收集了乾隆以前万余种图书的内容和作者，对他们的成就与不足做了较充分的评述。但也有失其偏颇之处，如在介绍《全唐诗》时，说是以胡震亨之《唐诗统签》为稿本，其实，更多地采用了季振宜所辑的《唐诗》。季为《唐诗》的辑录，整整花去了十年时间。但今人多从胡震亨之说，能知季振宜者却极少（见《中国古典文学名著题解》）。

四、说唐诗

《全唐诗》为清康熙四十二年至四十五年间，由曹寅主持编辑而成的。书中收录了从帝后王妃到民间的众多作品，唐诗凡48900余首，作者2200余人，是一部最全面、最上乘的唐诗汇编之作。纪昀（晓岚）称赞《全唐诗》："搜罗精密，只字无遗。"我年轻时虽然很想拥有这部书，但一直无缘获得。直到改革开放以后的20世纪80年代才得如愿以偿。后来还买了一套王诤主编的《宋词全编》。遗憾的是工作太忙，很少有机会去读它，只把它们作为"辞书"一般，备在案头，偶尔查证一下而已。

由蘅塘退士（孙洙）编辑的《唐诗三百首》（成书于乾隆二十九年），倒是一本口碑很好的唐诗读本。故有常言道："熟读唐诗三百首，不会作诗也会吟。"此书篇幅不长，携带方便，居家旅行随身可带。平时置于床头或书案，闲暇时随手翻阅，养心怡神，非常实用。

旧时读唐诗，常见有人推崇某首为压卷之作者。如《唐诗三百首》的乐府部分，王维的《送元二使安西》（渭城朝雨浥轻尘……）王昌龄之《出塞》（秦时明月汉时关……）和王之涣之《出塞》，又名《凉州词》（黄河远上白云间……）均被人推荐为唐诗的压卷之作。所谓压卷，我认为应该是诗情优美、诗意深远、诗韵悦耳。更重要的是，必须有深远的历史影响。其实，唐诗成功之作甚多，各有成就，很难攀比。而我最为欣赏的是张继的七言绝句《枫桥夜泊》，寥寥二十八言，便组成了一幅栩栩如生的，古代苏州运河旁边寒山古寺的冬夜风景图。这首诗千百年来影响着一代又一代的人们，从初入幼儿园的儿童到白发苍苍的老翁，凡念过书者，几乎无人不知晓，其影响之深远，确实难有出其右者。其实，《全唐诗》里收集张继的诗接近50首之多，但能如此流传千古，家喻户晓，妇孺皆知者，莫过于此诗也。

五、令人遗憾的钟声

2005年的五一节假期，我难得有空外出旅游，有缘来到神往已久的苏州寒山寺。那一天，天公不作美，一直下着毛毛细雨，但寒山寺内仍是游人如潮。寺中烛光高照，香火鼎盛，青烟缭绕。在曲折迂回的长长碑廊里，嵌镶着众多的古今名人骚客的墨宝，其中不少就是围绕着张继《枫桥夜泊》而题的。据说，由于受到张继《枫桥夜泊》的影响，日本友人也对寒山寺情有独钟。每年的农历除夕，都有不少日本友人专程来到中国苏州，聆听寒山寺的新年钟声。可见这首诗的影响早已飞越了国界，吸引了世界各国不计其数的国际友人来到苏州旅游，共享中国的寺庙文化。

　　不过，遗憾的是，如今的寒山寺再不像古代那样庄严、肃穆和清静了。由于受经济大潮的刺激和影响，寒山寺的钟声已被作为商品出卖了，并且收益相当可观，每给游客撞钟一次（响）收费5元。因此，置身寺院内外，随时可以听到从寺内传来的阵阵杂乱无章，并且毫无意义的钟声。千百年来，寺院的钟、鼓声一直被人视为庄严和神圣的声音。但是，在这里已彻底被带着铜臭的时代噪音所取代了，在这极不调和的气氛中，难免让人感到一种失落、惆怅和无奈。我想，寺内的住持即或不能超凡脱俗，起码也应该保持佛家最基本的晨钟暮鼓清规戒律，对于金钱也不能看得太重。如果能把冬至和除夕日的夜半钟声录制下来，配上介绍寒山寺历史和风光的内容制作成碟片，出售给游客，让大家包括外国友人在内，都能聆听到寒山寺正统的夜半钟声，这样既不破坏寒山寺千年古刹的幽雅庄严气氛，又可以为寺院挣得一定的经济收入。这是一种两全其美的办法，何乐而不为呢？

六、文章的质量和价值

正如莎士比亚（英）说过的：知识贵在质，不在量。文章（或书籍）篇幅的长短与其价值是不成正比的。如被称为绝代奇书的《道德经》，又称《老子》《老子五千言》，据说源于先秦道家老聃。全文仅约五千字，分上、下两篇，上篇为"道"，下篇为"德"，蕴含极其深奥的哲理。它是中国道教的最高经典，也是道教名称的由来。

我国春秋时期的《孙子兵法》，又称《孙武兵法》，是世界上第一部军事著作，具有重大的世界影响。全书不过八千字，但是研究者众多，世界各国几乎都有它的译本。说它一字千金，倒不如说它是无价之宝。深奥的《易经》也是篇幅不多的伟大著作。

在我国文学史上，以"铭"（如《陋室铭》唐代刘禹锡）、"记"（如《桃花源记》东晋代陶渊明、《岳阳楼记》宋代范仲淹）、"疏"（如《论贵粟疏》汉代晁错）、"序"（如《滕王阁序》唐代王勃）而流芳百世者，也大有其人。

在历代中医典籍中，《医林改错》是一部仅有万余言的小书。它的作者是清初的王清任，名全任，字勋臣。他是当时的一位名医，一生著作仅此一部，但在中国医学史上却有着重要的地位。《医林改错》成书于1830年，书分上、下篇。在上篇有关活血祛瘀的治疗方法上，继往开来，独树一帜，对后世影响颇大，他创立的28首方剂至今仍被临床广泛使用。他是一位有革新思想的医学家，他说："治国良相，世代皆有，著书良医，无一全人。"明确表示每个人的知识都有局限性，这不是谦虚，而是任何学者都必须正确面对的问题。这就像世界上没有一位能真正包治百病的医生一样。由于历史条件的限制，虽然他对解剖学的理解还不是很全面和客观，甚至有些理解还是错误的，但是，他的这种敢于疑古、勇于实践、大胆创新的精神是十分可贵的。他创立的活血祛瘀学术思想，至今仍然指导着临床各科的医疗实践，尤其对心脑血管、肿瘤等疾病的研究和治疗方法的开发，有重大的价值。

类似《医林改错》的短篇，又有较高学术价值的中医学著作，还有宋朝宋慈的《洗冤录》（成书于 1247 年），它是我国，乃至世界上第一部法医学著作，有着重要的历史意义和临床价值。此外，明朝吴有性的《温疫论》（成书于 1642 年）篇幅也不长，但它却是世界上最早的传染病学专著，其重大的历史价值也同样不容否认。

七、关于辞书

与工人做工、农民种地一样，读书必须有工具。这就是工具书——辞书。辞书是各种知识信息的源泉。辞书是包括了字典、词典、类书和百科全书以及各种丛书，各种专业辞典在内的总称，日常使用的多是词典、字典和专业辞典类。有了它们，在读书碰到疑问的时候，随时都可以带着问题去查阅，很多问题也就能迎刃而解。比如学中医的，《中国医学大辞典》《中药大辞典》《中医名词术语辞典》《古汉语词典》等，都是必备的工具书。据《辞书概要》（陈炳迢，福建人民出版社，1985 年）介绍，我国是编纂辞书最早的国家之一。《尔雅》《方言》《说文解字》均已有两千年历史。包括《西藩译语》的对照词典和《天工开物》等专科词典在内，品种繁多，总约两千种，仅类书就有 400 多种。其中不乏驰名中外的鸿篇巨制，如宋代的《太平御览》、明代的《永乐大典》、清代的《古今图书集成》等。

需要说明的是，在《康熙字典》面世以前，《说文解字》尚称字书，而后才有字典一称。

随着科学技术的不断进步，电子图书的普及和科技信息产业的飞速发展，在使用传统辞书的同时，在互联网中同样可以查找到各种相关的信息，这无疑是给有志于在知识海洋里遨游的寻宝者带来了极大的方便和帮助。

八、文、史类辞书的选择

由于文、史类书籍与社会上多种专业都有关系，所以向来读者甚众。为了把书读好，首先要选择合适自己的辞书。除了必需的常规辞书外，我建议对于古典文学有兴趣者，可以选读《中国古典文学名著题解》（中国青年出版社，1980年）和鲁迅的《中国小说史略》《唐宋传奇集》。对于从事文学专业，特别是散文研究的，《全唐文》（董诰等，清代嘉庆十九年，1814 年）则不能不读。

如果是对外国文学有兴趣的读者，在选读单行本以前，最好先阅读《外国文学名著题解》（上、下册，中国青年出版社，1984 年），对于无暇阅读原著的读者，这本书可以帮助他们粗略了解世界各国名著的主要内容。

对于有兴趣于史学的业余读者，《中国史学名著题解》

（张舜徽主编，中国青年出版社，1984年）是一部值得推崇的好书。此外，20世纪80年代出版的《中国历史大事年表》（沈起炜，上海辞书出版社，1983年）和《中国史大事纪年》（臧云浦，山东教育出版社，1984年）都是简约而实用的史学辞书。在《中国史大事纪年》里，甚至还可以检索到从西汉至清代各历史时期的户籍和人口的原始统计数据。还有《中外历史名人传略》（共三册，分中国古代、中国近代、世界三部分。朱绍侯等，河南人民出版社，1984年），也是一部较好的历史学辞书。比起《二十五史人名索引》（上海开明书店出版，1935年）来，其虽然不够全面，却介绍了世界历史中的主要人物，同时也算方便实用。

以上泛泛而谈的，主要是我个人多年来读书接触所及的一些经历和体会。读书最主要的是要甘于寂寞，要靠勤奋、靠毅力、靠持之以恒，靠自己对于知识的渴求，我觉得这才是能读好书的关键。

（2008年2月18日稿）

医案

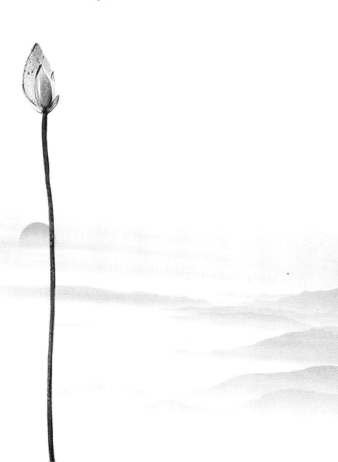

厥阴头痛案

1996 年夏天，余随家父在县中医院学习。家父以针术见长，故门诊患者以针灸求医者居多。时有渔湖某乡一男患者，年约 40 岁。原在韶关某矿山工作，因头痛年余，经广州某医院多项检查未发现器质性疾病，长期服药治疗无效，故回家疗养，要求针灸治疗。患者头痛以前额及眉中印堂穴处为甚，头痛较剧烈，发作时必伴呕吐痰涎泡沫。舌淡苔白，脉沉迟而滑。余向家父建议曰：此当为厥阴之气挟阳明痰浊上逆为患。若用《伤寒论》之吴茱萸汤治疗理当有效，请缓用针灸可否？后家父依言，由吾处以吴茱萸汤原方：

吴茱萸 5g　　党参 15g　　生姜 15g　　大枣 5 枚
3 剂

上方服完，头痛立止，患者欣喜之至，后继服原方 10 余剂，病即告愈。

通过上例患者的治疗，余笃信经方治病效果之神奇，此后更留心《伤寒论》《金匮要略》的研习。此事悠悠 30 余载矣，至今记忆犹新。

气虚头痛案

1964年秋月。磐东公社一妇女，年50余岁，因患高血压头痛而住某医院内科病房。经治疗月余，中西药并用，血压虽稳定，但头眩、头痛毫无改善，经住院医师介绍到本门诊部针灸治疗。患者由家属陪同，坐三轮车到门诊。患者精神较差，体质虚弱，且微恶风寒。呼吸气短，语言乏力，食欲甚差，面色无华。舌淡苔少，脉沉弱无力，寸口尤甚。患者自述，已无信心服药，只要求以针灸治疗。当时，余与家父商议，试以中药治疗。家父曰：患者住院月余，中西药已用遍，针灸或可有效。余曰：此患者一派中气虚弱，清阳不升之象。虽为高血压，但非补益中气不效。历来中药治疗高血压，多以滋阴潜阳，或镇肝息风之法治之，而补气升提之法，常被拒之千里之外。然有是证则必用是药，用补中益气汤理当有效。家父曰：据脉证而言，试用之亦无妨。即处以补中益气汤原方加白芍3剂。未予针灸治疗。服药后，病情即见明显好转。约服药10剂，诸证告愈。患者欣然要求出院，出院前患者及家属专程来谢。

按： 中气虚之头晕头痛患者，临床上很常见。而采用补中益气来治疗，也是众所周知的治法。但本例患者血压偏高，故使用补气升提之法，则不可不深思熟虑。该患者表现一派中虚气陷之象，并无风阳亢动之脉证可寻，故敢放胆用之。若见中气不足，又见肝阳偏旺之高血压患者，则可用黄芪建中汤治之。方中以黄芪、白芍为君，既补中气，又可平肝，可谓是两全其美的治法。若再兼阴虚阳亢者，加入龟板、龙骨、牡蛎同用，则更为周全。

肝阳挟痰饮头痛案

杨某某，男，30 岁，县农机一厂工人，1979 年秋末初诊。

前额发热、头痛近两个月。口淡恶饮，时觉胃脘不适。舌苔白腻，脉弦滑数。

前额本为阳明所属，然非新感外邪，理当无发热（内伤之发热多为五心烦热），当从脉。夫脉滑者，非痰食即水饮；弦者，一为肝经本病，一主水饮（疟脉亦自弦）。今弦滑而数者，必痰饮上逆，而挟肝阳。宜降逆化饮，佐平肝阳为治。

处方：

泽泻 15g　　法半夏 9g　　茯苓 15g　　白术 12g

生姜 5 片　　珍珠母 24g

上方 2 剂服完，头痛即止。仍守原方，加广陈皮 6g，以理气化饮。两剂后去珍珠母，连服 8 剂痊愈。

按：《金匮要略·痰饮水气病》篇云："卒呕吐，心下痞，膈间有水，眩悸者，小半夏加茯苓汤主之。"又"心下有支饮，其人苦冒眩，泽泻汤主之。"此案即宗此治法。因初诊时肝阳偏亢，故加珍珠母以平肝潜阳。

气虚痰浊案

郑某某，男性，38 岁，地都南陇村人，1976 年 9 月初诊。

患者头晕、心悸、失眠约 7 年，多处求医不效，形体消瘦，精神憔悴，步履不稳，时有短气、自汗、眩晕欲仆之感。以前所服之药多为育阴潜阳、安神镇惊之剂，但病情有增无减。患者食欲甚差，每餐进食不足半碗稀粥，稍多吃则胃脘胀闷不适、心悸。舌苔黄腻，舌体瘦小，质微红，脉沉细而滑。

处方：

炒枳壳 9g	茯苓 12g	法半夏 10g	广陈皮 6g
炙甘草 5g	竹茹 6g	春砂仁 5g	藿梗 9g
炒谷麦芽各 15g		柏子仁肉 10g	

10 剂，水煎服。

上方服完，病情明显好转，饮食增加，心悸见轻。原方加党参、远志、龙牡再服 10 剂。自后适逢盛夏炎炎，气虚湿盛，多汗，遂改以李氏清暑益气汤：

党参 15g	北黄芪 15g	麦冬 15g	五味子 5g
葛根 15g	当归 10g	生甘草 5g	
青陈皮各 5g	粉葛 15g	黄柏 5g	
莲叶 10g	白术 10g	苍术 6g	神曲 6g

15 剂。病情继续好转，睡眠基本恢复正常，精神甚佳，

饭量也已接近正常，并能参加一般劳动，病遂告愈，此后多年随访未再复发。

按：此病案本属普通痰浊之证。因长期服用养阴安神、凉腻之剂，以致脾失运化，痰浊内生，胆气被扰而变生诸证。胆者，为中清之腑，又属奇恒之腑。胆气不宁则"心下澹澹"而悸，夜不成眠。又因久病耗气，脾虚食少，气血之源匮乏，土不生金，故有短气疲乏、眩晕欲仆等症。在治疗上，必须着重解决睡眠和食欲两个问题。依据脉证，选用温胆汤以清虚热、化痰宁神为主，佐砂仁、藿梗以芳香理气醒脾，谷麦芽开胃气，柏子仁养心。初诊时尚需其妻扶持送来门诊，一诊后即可步行前来，疗效可观。温胆汤出自《千金方》，原治"心胆虚怯，触事易惊，或梦寐不祥，遂致惊惶怯慑。气郁生涎，涎与气搏，变生诸证。或短气乏力、自汗，或热呕吐苦。痰气上逆，虚烦惊悸、不眠"之证。所以温胆汤有其广泛的适应证，临床用途很广。特别是在精神和神经有关疾病的治疗上有很高的参考价值。笔者就曾运用此方治愈过癫痫病患者（见医案），对高血压、神经衰弱、神经性头痛、瘿症和心血管等疾病都有一定的疗效。

血瘀胃痛案

李某某，女，48岁，地都钱岗人，1973年夏天初诊。

胃脘痛约六年，屡治不愈。自觉胃脘处坠胀，按之疼痛不适。进食时有食物摩擦感。大便常干结，三四天才一行。胃脘剧痛时，肢冷汗出。1973年2月在汕头市某医院做钡餐透视，诊断为胃十二指肠球部溃疡，胃下垂10cm。患者有多年吸烟史，面色暗红，人较消瘦。舌苔粗黄，舌质紫暗。脉沉弦带涩。要求住院治疗。

处方：

台乌 6g　　　槟榔 10g　　　当归须 9g　　　桃仁 9g

红花 5g　　　炒山楂 15g　　　酒大黄 6g　　　枳壳 9g

沉香 5g后下

二诊：上方服2剂后腹泻六七次，均为黑色稀便。便后胃痛见轻，精神转佳。原方加生甘草5g，以缓和其泻下之力。3剂。

三诊：胃痛明显减轻，压痛已不明显。食量增加，但大便又较干结。舌脉未见明显变化。改拟下方：

生熟地各12g　　桃仁 9g　　　红花 5g　　　当归须 9g

甘草 3g　　　赤白芍各9g

炒枳壳 6g

5剂。

四诊：病情继续好转，时逢月事至，牙龈肿痛。自述以往月经早至，量多。改用下方：

丹皮 15g　　桃仁 9g　　　天冬 9g　　　生地 15g

赤芍 9g　　怀牛膝 9g　　生牡蛎 24g

3 剂。

五诊：服上方后，月经较往月正常，量亦减少。时因回家，停药 4 天，胃痛未发作。唯大便又见干结，用养血润肠法。方如下：

生地 15g　　白芍 9g　　　全当归 9g　　桃仁 9g

郁李仁 9g　　火麻仁 15g　　炒枳壳 6g

3 剂。

此后，症状基本消失。再以四物汤加枳壳、桃仁、柏子仁、杏仁及少量红花，调理痊愈。一年后随访，情况良好，胃一直没再痛过。

按：本案患者，患胃溃疡多年，还有过潜出血。求医多处，服过多种中西药，对中药药性也粗略有所了解。愈后曾坦言：当时初用化瘀破血之剂，心存疑虑。唯恐胃痛未止，而发生胃出血，更何况还有胃下垂之症。后来病情逐日见愈，才放心治疗。其实，血瘀是本病的关键所在，瘀血不化，则病无愈时。所谓"有病则病当之"，不需多虑。只是攻邪之剂，毕竟有损正气，应当适可而止，不可滥伐无辜。历来有用活血祛瘀之剂治疗妇女崩漏和滑胎流产之疾，也都是这一道理。

郁火胃痛案

许某某，女，30 余岁，机械厂工人，1974 年 4 月初诊。

气滞中焦，久郁必从火化。故心下疼痛灼热，进食不
舒。口苦、舌红，脉弦而数。治宜苦寒泄肝，反佐辛散，亦
即辛开苦降之法，用《伤寒论》栀子干姜汤加味。

黑栀子 12g　　黑炮姜 1.2g　　牡丹皮 9g　　　赤芍 12g

双钩藤 15g

2 剂。

次诊：心下疼热已止。唯觉下腹胀痛，得矢气为快。此
为气滞初解，宜疏肝顺气，因势利导。

黑栀子 12g　　炮姜 1.2g　　　木香 5g　　　川楝子 6g

川大黄 5g　　钩藤 15g

2 剂。两诊治愈。

寒闭胃痛案

黄某某，男，50余岁，东山玉浦村人，1974年夏初诊。

胃脘疼痛近一年，便秘多时。痛而喜按，形寒，口中和。大便干结，已5天未解。舌质淡白，苔略黄而厚腻。脉弦紧。此为寒闭之胃痛，宜温下法。

处方：

肉桂 5g	炮附子 12g	干姜 9g	党参 12g
川大黄 9g	芒硝 6g 冲服		

2剂。

次诊：服上方后，大便已通，胃痛显减，舌脉尚无变化。拟原法，硝、黄稍减其量，并加当归9g，小茴5g以养血温中。再服2剂。

三诊：昨晚小腹又痛，并转向右胁。大便又显干结，诚因泻下药量减之太急，剂量过轻，未能引寒积之邪下行，寒气复上逆故也。仍需温下法，大黄附子汤加味。

炮附子 12g	川大黄 9g	细辛 5g	芒硝 6g 冲服
沉香 9g 后下			

2剂。

四诊：好转，夜间痛止。唯饥饿时微痛，症情如得病之初。此为病情向轻之象，宜建造中阳，以治其本，当归建中汤加味主之。

当归身 12g   桂枝 9g   白芍 24g   炙甘草 6g

肉苁蓉 12g   广陈皮 5g   炮附子 9g   生姜 9g

大枣 5 枚   饴糖两匙冲服

上方继续调理，约一个月而愈。

痰饮胃痛案

郑某某，男，40 岁，揭阳地都钱岗村人，1974 年夏初诊。

胃病史已 4 年，初时消谷善饥，饿时必痛，得食可止。近月来胃脘胀痛，伴嗳气、呕吐。吐出物为清水，或少量苦水。胃脘间沥沥有声，小便短赤。前医用泻下法治之，得水样便，痛略缓解，后复痛如旧。胃肠透视诊断为十二指肠球部溃疡，胃下垂 7cm。舌苔粗而白腻，脉弦滑。

处方：

川厚朴 9g	连皮苓 18g	陈皮 6g	猪苓 12g
苍术 9g	桂枝 9g	泽泻 18g	商陆 6g
炒白术 12g	甘草 3g		

6 剂，水煎服。另加平胃片，每天 3 次，每次 4 片，饭前服。

次诊：服上方后，明显好转。小便已较清长，胃脘胀痛基本消失，吃地瓜也不再嗳气。脉滑缓。原方去商陆，加党参 12g，沉香 9g 后下。6 剂。

三四诊：因病情已愈大半。改拟下方：

| 桂枝 9g | 茯苓 15g | 炒白术 12g | 甘草 3g |
| 党参 15g | 陈皮 6g | 泽泻 15g | 猪苓 12g |

外加补中益气丸，日服 2 次，每次 9g，药液送服。

五诊：半个月后，因饮食不节，胃痛微作，小便反少而赤。再用一诊处方，又获良效。嘱注意饮食调摄，忌食寒冷、酸敛食品。经近 3 个月调治而愈。

按:《金匮要略》论痰饮之治法曰:"当以温药和之。"故知饮者为阴寒之邪，非温不散，非利不除。本例患者，因中焦气滞，水饮内停，而又膀胱气化失常，水道不利，中、下焦同病。故采用胃苓汤治疗。后期则用春泽汤，以温化膀胱，加强其气化功能，以通调水道，使水饮之邪能有出路。同时，方中亦有补气健脾祛湿之品，以固其本。若再能注意饮食之宜忌，则病可以从根本上治愈。胃苓汤为临床常用方剂之一。对水湿停滞之水肿、泄泻、腹胀、胃痛、黄疸、尿浊等证均有较好的疗效。

寒湿腰痛案

叶某某，女，36 岁，东山淡浦村人，1971 年初诊。

腰尻冷痛月余，胃素虚寒，脉沉迟。此为脾病及肾，阳微阴盛，寒湿停滞不化所致，《金匮要略》肾着汤主之甚宜。

处方：

茯苓 15g　　炒白术 12g　　炮干姜 6g　　　炙甘草 3g

桑寄生 15g　川续断 15g　　当归 9g

3 剂。

另用维生素 B$_1$、当归针各 2mL 混合，注双肾俞穴 1 次。

次诊：原方 3 剂而愈。

噎膈案

林某某，男，59 岁，新加坡华侨，1974 年秋初诊。

胃脘满闷作胀近 5 年，近年来痰多气逆，时时呕吐痰涎，进食吞咽不适，X 线片诊断为早期贲门癌。平卧时，常频频咳嗽。在国外多处求医，治疗效果不明显。患者体型肥胖。原有高血压病史，收缩压偏高。测血压：200/94mmHg。脉弦牢而滑。舌苔黄腻，舌质暗红。

处方：

槟榔 12g	天台乌药 9g	炒枳壳 6g	竹茹 9g
郁金 9g	白矾 3g	苏子 9g	芥子 6g
莱菔子 15g	沉香 6g 后下		

嘱戒恼怒，忌辛辣酒类及膏粱肥腻之品。上方服 3 剂，症状有好转。以后以此方为基础，与二陈汤加麦芽、山楂、浙贝母之类。服近 30 剂，症状基本消失。因出国，拟方带回：

一方：

| 煅礞石 30g | 川大黄 30g | 川黄连 18g | 郁金 30g |
| 沉香 15g | 丹参 30g | 琥珀 18g | 山甲珠 18g |

上药为细末，以炒麦芽煎浓汁泛丸，每天晚上临睡前服 9g，服后静卧。

二方：

法半夏 9g	陈皮 6g	茯苓 15g	苏子 9g
麦芽 15g	芥子 6g	莱菔子 15g	杏仁 9g
桑皮 15g	竹茹 9g		

每 2 天煎服 1 剂。

按：此案患者，初诊时即 X 线片诊断为早期食道贲门癌，虽然治愈希望不大，但倘若辨证准确，用药适当，或可救治万一。患者在国外从商，生意场中，常年处心积虑，久郁成疾。病由思虑伤脾，脾不健运，肝郁不达，痰气壅滞而成噎膈之证。因病机尚在气分为主，故在治疗上，重在以疏肝理气，解郁化痰。一诊处方用四磨饮合白金丸、三子养亲汤，次方用王隐君之礞石滚痰丸加减，以攻化顽痰。所谓"脾胃为生痰之源"，故以麦芽煎浓汁泛丸为服，能增健胃消滞之功。朱丹溪有"善治痰者，不治痰而治气"的说法，可以说在临床上有着普遍的指导意义。本案患者经以上治疗后，病情基本痊愈。1976 年到广州某医院重新拍摄 X 线片时，竟未再发现有癌变迹象。于是怀疑 1974 年 X 线片可能为误诊。可惜旧 X 线片已丢失，无法对照。本案患者在1980 年因心肌梗死病亡于香港。

郁证喘逆
（癔症性哮喘并呼吸性碱中毒）案

罗某某，女，30 余岁，东山岐山村人，1982 年夏初诊。

患者两年前因小孩夭折悲伤过度，常觉头眩晕。曾突然
眩仆多次，同时出现手足抽搐，经西药长期治疗有所好转。
但时觉胸膺满闷，每逢心情不快时更严重，去年曾来门诊
求治，方用四七汤合甘麦大枣汤加味治疗后，约有半年未复
发。近日因口角动怒，喘逆大作，喘息不止并四肢抽搐，急
请出诊。其时当地医生已用过苯巴比妥及葡萄糖酸钙等西
药，喘稍缓解。但刚闻医生出诊到其家，喘又复作。时正值
炎夏，见患者平躺地上，起坐随即胸高气急，呼吸音粗糙，
每分钟约 30 余次。四肢抽搐，汗出身冷。舌质较红，苔薄
黄。脉弦紧。随即针刺双内关穴，强刺激。并用干毛巾轻轻
覆盖鼻上，用一大口盅轻罩其上。约 5 分钟后，喘息渐缓，
抽搐也逐渐缓解。但觉胸中逆满。

处方：

天台乌药 9g 　炒枳壳 15g 　尖槟榔 15g 　川厚朴 15g
沉香 10g 后下 　淮小麦 30g 　甘草 10g 　大枣 7 枚
急煎服。

上方服 2 剂后病情明显好转，3 剂后即能自己坐车来门
诊。患者呼吸平顺。其后以甘麦大枣汤加疏肝理气之品，或

合逍遥散调理而愈，此后多年随访未再发作。

按：此案为肝气郁结之证。因动怒而引起肝气横逆，上犯于肺，以致喘逆不止，并且引动肝风，所以出现四肢抽搐。治之之法，旨在降逆平肝，疏利肺气。四磨饮源自《济生方》，主治"七情感伤，上气喘息，胸膈不快"之症。甘麦大枣汤乃《金匮要略》治妇人脏燥之方，有养心除烦解郁之效。合而用之，甚合本病之病机。现代医学认为，癔症哮喘（所谓猎犬状呼吸）可因二氧化碳的过度排泄而引起呼吸性碱中毒，并影响钙的代谢，出现手足搐搐症状。最简单有效的治疗方法，是让患者把过度呼出的二氧化碳气体重新再吸入，在很短的时间内便可奏效。[1]并且这种方法随时随地都可使用。

参考文献

[1] 天津医学院附属医院.内科急症.天津：天津人民出版社，1971：36.

阳虚失血案

吴某某，男，22岁，东山埔上村人，1976年10月初诊。

患者有胃病史，因家境贫寒，无力调养。数年间，屡患上消化道出血，体质虚惫已甚。阴血亏损于先，久之阳气亦衰，已成阴阳两亏之证。两月前再一次出血，服归脾汤缓解。近日突见大便下纯血，因病情严重而邀出诊。

症见：面色苍白无华，呈严重贫血貌。精神不振，舌质淡嫩，舌面上血泡满布，身上尚未发现出血点。自觉腹中沉寒。脉虚大而数，小便清长。此为阴阳两虚之证，阳虚则阴不内守，阴虚则阳浮，血不循常道而妄行。

处方：

党参 15g　　炮附子 6g　　炒白术 15g　　炮姜碳 5g

黑侧柏 15g　　炙甘草 5g　　童便一杯为引

凉服。

中午服 1 剂，傍晚即明显好转。2 剂服完，下血全止，舌上血泡已收没，4 剂后改用归脾汤以收功。

按：上方即附子理中汤合《金匮要略》柏叶汤去艾叶，并以童便代马通汁以用之。理中汤治阳虚失血已有古训，柏叶汤原治吐血不止之因阳虚者。今两方合用，止血之功更胜一筹，如误用苦寒凉血，必祸患立至。

注：当时出诊为安全起见，曾肌注安咯血 10mg 及维生素 K_3 各一支，但止血之功主要在于中药。

湿毒水肿（急性肾炎）案

林某某，男，5岁，住深圳市草埔市搬运公司宿舍。

1991年8月间，因左膝外伤感染化脓，用龙胆紫外涂后，患处随即收干，后即出现全身浮肿，经医院化验确诊为急性肾炎。经服药打针3天，肿更甚而求诊。

症见：全身高度浮肿，颜面肿甚，眼睛几乎无法睁开。呼吸较急促，腹部胀满，下肢亦肿胀。左膝伤口已干敛。因遵医嘱戒盐，食量甚少。两天未大便，小便极短少且赤。舌质红，舌苔黄。脉滑数。

处方：

葶苈子 6g	杏仁 6g	桃仁 9g	
川大黄 6g 后下	蒲公英 18g	地丁 18g	
金银花 18g	赤芍 10g	川芎 5g	
红花 5g	益母草 9g	车前草 9g	
白茅根 30g	当归尾 9g	丹参 9g	甘草 2g

2剂，水煎分2次服完。

傍晚服药，当夜排出大量黑黏液状粪便，小便也明显增多。晨起水肿明显消退，知饥索食。嘱适当戒盐，原方再服2剂。服完后，小便通利，饮食增加。患儿面色红润，精神活泼，已如常人。为善后计，拟以胃苓汤加蒲公英、地丁、薏苡仁再服数剂。并定期化验小便，至完全正常后再停药。

前后约服药 20 剂即痊愈，经多年追访一切正常。

按：因外伤后感染，滥用龙胆紫而至毒邪内攻，而发生肾炎水肿的病例，临床偶有所见，这类患者用益肾汤清热解毒、活血祛瘀常能收到良效。益肾汤原为山西省中医研究所经验方，原方尚有山豆根和土茯苓两味。因山豆根有一定的毒性，尤其是南豆根毒性更大，服后常有眩晕、呕吐等毒性反应，而且有的药房南北混用，为安全起见，故弃之不用。因该患儿水肿特别严重，邪毒弥漫三焦，所以加葶苈子以泻肺消肿，杏仁疏利肺气；加川大黄以疏泄大肠，益母草易土茯苓，与白茅根、车前草同用，使湿毒之邪前后分消，也即取《金匮要略》已椒苈黄丸之意，合而用之。本例患者病情虽严重，但未出现呕逆，治疗尚还不难。若呕吐不止，无法服药，就得改用灌肠给药治疗了。《中医内科新论》[1]也盛赞益肾汤的疗效，并称："经多次反复使用，凡临床见有化验检查符合急、慢性期者，先用此方。虽不能尽愈诸病，但其临床疗效比较辨证施治有所提高。"但余认为本方最合适以肾炎水肿（不分急、慢性）之合并有皮肤（或五官、肠道、口腔）有炎性病灶者。本方疗效虽佳，但也只适用于肾炎水肿的某一阶段，整体的治疗还是要辨证论治的。

167

参考文献

[1] 印会河.中医内科新论.

肠痈（阑尾脓肿）案

柳某某，女，49岁，东山凤潮村人，1975年8月初诊。

右少腹疼痛，伴发寒热3天，以急性阑尾炎收住院。治疗半月余，除用西药常规治疗外，已进服以大黄牡丹皮汤加白花蛇舌草、蒲公英之类中药多剂。痛虽缓解，但体温一直停留在38℃左右，始终不降。大便日2～3次，赤色，稀。肛门有灼热感。右少腹阑尾区周围已形成一约6cm×6cm的包块，边界清楚。局部有压痛，但无波动感。同时，患者腹部按之灼热，皮肤干燥，并且粗糙。舌苔粗，苔黄，舌质红绛。脉弦细而滑数。

处方：

桔梗 12g	赤芍 10g	炒枳实 9g	山甲珠 6g
薏苡仁 18g	牡丹皮 9g	连翘 9g	滑石 24g 布包

鸡子黄一枚药液冲服。

2剂。

上方服1剂，排出黏液状大便两次，腹部肿块即明显缩小。共服4剂，肿块完全消失，邪热也已退尽，后用叶氏养胃汤调治至痊愈。

按:《金匮要略》虽把肺痈与肠痈分别进行论述，但同属内痈的范畴。在辨证施治上仲景把成脓前、后，严格区分开来治疗。其中对肠痈的论述原文是："肠痈者，少腹肿痞，按之即痛如淋。小便自调，时时发热。自汗出，复恶寒。其脉迟紧者，脓未成，可下之，当有血。脉洪数者，脓已成，不可下也。"本案患者因病情较严重，而又因过分强调内科保守治疗，以致形成阑尾脓肿。在运用中药过程中，又凭一般经验，屡用大黄牡丹皮汤，一下再下，犯了不可下之诫，以致迁延半月余而不愈。上方即《金匮要略》排脓散加穿山甲、薏苡仁、牡丹皮、连翘、滑石而成，专事排脓通滞，故疗效显著。若脓已成而气血不足，正不胜邪者，又当用薏苡仁附子败酱散主之。肠痈之辨治，若能识此，则思过半矣。传统上，一般认为中药比较合适阑尾炎的早期治疗。通过本案例，说明了中药同样适用以脓肿形成以后的治疗，而且还能收到比较理想的效果。

真武汤统治高血压、糖尿病、溃疡病案

潘某某，女，55 岁，东山玉浦村人，1999 年 8 月初诊。

患高血压、糖尿病及胃十二指肠溃疡多年。多次住院，长年服西药未间断。但仍头眩头痛、口渴口苦、胃脘时痛，精神困乏。每逢高温季节，常大汗湿衣，全身烘热，甚至卧床不起。西药治疗常有顾此失彼，互相矛盾之感。患者体型较肥胖，面目虚浮，㿠白。食欲和两便尚属正常。血压常保持在 180 ～ 190/110 ～ 125mmHg。舌体淡胖，舌边有齿痕，舌苔薄白。脉沉弦缓带滑，右尺沉弱。拟脾肾阳虚，命火衰微，水液之蒸腾气化失常论治。

处方：

炮附子 15g　　白芍 18g　　　　茯苓 24g　　　炒白术 18g

败龟板 15g 先煎　　　　　　　龙骨 24g　　　牡蛎 24g

泽泻 30g　　　生姜 6g

3 剂。

服完上方，患者感觉良好，各症均见减轻。此后，以此方为主，有时加怀牛膝、车前子、紫石英等。连服 10 余剂后，患者精神体力大为改善，胃痛已止，口干渴也明显减轻。气候变化时，情况也较稳定。血压也降至 150/100mmHg，并很少波动。此后每三五天服一剂，做维持治疗。患者基本恢复正常，并可胜任一般家务劳动。患者及其家属赞曰：服此一方数病皆愈矣。

按：本病案典型地体现了中医治病必需求本的基本原则。本患者病情虽然复杂，但主要病机在于脾肾阳虚，气化失常。真武汤是《伤寒论》温阳利水之名方，临床应用很广。方中附子温肾阳为君，白术、茯苓健脾利湿为臣。白芍入阴破结，生姜散寒化饮为佐使，药简力专，甚合本证主要病机。加龟板可坚肾阴，阴平则阳秘。龙骨、牡蛎为潜阳之品，大剂泽泻利水之中还能降压，合而用之故有佳效。

寒饮咳嗽案

黄某某，男，15 岁，东山区东山村人，2001 年 2 月初诊。

去年夏天，因多食冷冻饮品致咳嗽，久治乏效。吐痰不多，但多泡沫。食少，大便微溏。舌苔薄白，舌质淡。脉略弦滑。

处方：

茯苓 15g　　　炙甘草 6g　　　干姜 6g　　　五味 5g

细辛 3g　　　法半夏 9g　　　炒白术 10g　　　党参 12g

上方服完 3 剂，咳嗽已愈大半，连服 10 余剂以巩固之。

按：咳嗽之因于饮者，实则痰饮之证也。寒饮之咳，多为平素脾阳偏虚之人，因贪凉饮冷无节制而得之。常见咳逆上气，呈阵发性咳嗽。剧烈时，常见汗出。喉中微痒，咳痰清稀，如沫如水。形寒恶冷，口淡，喜热饮。服常规之宣肺止咳剂效果不佳。夫饮为阴邪，性寒而凝滞。故《金匮要略》曰："当以温药和之"。苓甘五味姜辛汤，为治寒饮咳逆喘促之良方。功能散寒化饮，辛散酸收有制。呕逆者，宜加半夏；脾虚者，可酌加参、术；肾阳虚者，可加附、桂、钟乳石之类。此为平常之加减法也。用之得当，常有立竿见影之效者。一剂知，两剂已者，亦常有之。若有风寒外邪者则用小青龙汤为宜。

暑泻伤阴案

孺子蔡某，2岁，1975年仲夏初诊。

是年农历五月某夜，突患发热泄泻甚剧，烦渴引饮。一夜间饮水两壶有加。饮入即泻，泻后复饮，不予则烦躁哭闹，小便全无。口唇红干如染，舌红干少苔。脉数。晨起就医。

处方：

滑石 15g　　怀山药 30g　　白芍 15g　　甘草 6g

灯心草 3g

多加水急煎服，日进 2 剂，随意取饮。

服完一剂，烦渴见轻，并较安静。2 剂未尽小便已行，热势渐退，泄泻亦止，后以怀山药一味煎汤饮服而愈。

按：泄泻伤阴，临床上较为常见，犹以暑泻伤脾阴者，常可见之。引饮不已乃脾阴劫伤，引水自救之候，治疗上可用张锡纯先生的加味天水散治之。本方怀山药为君，以滋补脾阴，滑石甘草为刘河间所创之天水散。天水散又名六一散，是祛暑圣药。芍药与甘草同用为芍药甘草汤，有酸甘化阴，解痉缓急之效。可以缓解处于激惹状态的剧烈肠蠕动，对控制腹泻有明显的作用。灯心草为清心火利小便之品，与滑石同用有导利水道之效。综观全方，药简而力宏，也符合治暑"清心、利小便最好"的原则。特别要

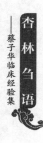

指出的是，本方药味清淡，口感较好，用作口服补液，不论妇孺均乐于接受。

暑温战汗案

黄某某，男，年 70 余岁，东山玉浦村人，1977 年夏初诊。

患暑热证。病近 10 天发热不退，大便干结，多天未行。当地卫生站用中西药治疗多天不效，发热近 39℃。食少神疲，语言乏力。患者年已老迈，有向危之势，家属要求出诊。脉见虚数，重按乏力。舌质红绛而干，舌面有粗黄苔少许。腹中按之无所苦，知非阳明腑证，患者渴而无汗。疲乏者，乃气阴耗伤之证也。疏方如下：

西洋参 5g _{另煎兑入}　　　　　知母 12g　　　川黄连 5g

麦冬 18g　　鲜石斛 18g　　淡竹叶 10g　　鲜荷叶半张

西瓜衣 120g　生甘草 5g　　花粉 15g　　　粳米一撮

2 剂，水煎服。

初服一剂，自觉精气神稍清爽。再服一剂，则突然寒战不已，虽厚加衣被，仍无稍解。患者家属告急。余慰其曰：不必惧。寒战得大汗必愈。若情况有变再来相告。并嘱饲以热粥以助胃气，小心看护。因见寒战后，汗出精神甚佳。并知饥撮食，未再前来复话。是晚下班，前往诊视。见患者自坐在床，言谈欣快，自觉汗出热退后，已觉身无不适。因询知腑气仍来见行，再以增水行舟法。用增液承气汤加怀山药，西洋参 2 剂后，诸症告愈。

按：温热病程中出现寒战现象，往往是疾病的转折点，临床上并不少见。这是邪正相争的表现，可以出现在正虚邪恋的阶段。本案患者年迈体弱，又患暑热多日，暑邪一日不解，正气一日不复，并且气阴日亏。服王氏清暑益气汤，意在益气阴退暑热，气阴得复，则正能胜邪，驱邪外出。寒战后，汗出、脉静、身凉是病体向愈的表现。若寒战不已，精神委顿，身冷肢厥，无汗，脉躁疾而微弱或哈欠连连，则是正不胜邪的恶候。因本案患者，初服一剂即精神见爽，知其药已中病。服完第二剂，因为正气来复，所以战汗鼓邪外出，故知其为佳象。服热粥助胃气以扶正祛邪，也是辅助之良法，常可兼而用之。

疰夏（空洞型肺结核）案

王某某，男，35 岁，揭阳东山东畔村人，1977 年 6 月初诊。

患者自觉胸闷气短，食少神疲，汗出，肢体困倦。大便溏薄，日二三次，已月余。自述每逢夏天均发病如是者，已数年。患者面色黄而无华，舌质偏红，苔滑赤而腻。脉浮大乏力，带数。其病名为疰夏。乃脾胃虚弱，气阴不足，湿郁中焦，不任暑气之故也。拟方如下：

党参 15g	黄芪 15g	麦冬 15g	五味 5g
白术 12g	茯苓 15g	青陈皮各 5g	当归 9g
甘草 3g	黄柏 5g	神曲 9g	莲叶 10g
葛根 10g	滑石 12g	苍术 6g	升麻 5g
通草 3g			

上方服 6 剂，已有明显好转。经透视及 X 线片，发现两肺有陈旧性结核病灶，右上肺还有 3cm×4cm 之纤维空洞，估计病程已有数年之久，但患者从未有过严重咳嗽和咯血症状。改用治肺结核之草药验方，并加西药常规抗结核治疗约一个月，非但无效，反觉身体更加不适，上述各症更趋严重。再以初诊之方治疗，数剂后病情又见转机。此后坚持守此一方，连续治疗两个月余，病情大为好转。患者精神健旺，食欲改善，体力增强。大便亦已正常。次年夏季，患者

虽无不适，但为预防计，仍服上方 10 剂，以巩固之。于今，该患者已经退休，身体尚健，无他疾。

按： 疰夏发病有明显的季节性，且多发生于幼弱儿童，但也可发生在气阴不足，脾胃虚弱的成年人。本患者初诊时辨证用药是正确的，所用方是李东垣之清暑益气汤。但因发现结核病灶而忽视了坚持辨证施治，而走了一段弯路，这是一个深刻的教训。坚持以辨证为主，辨病与辨证相结合，才是正确的思维方法。本案患者虽患有结核病，但已处在稳定阶段，并不是主要矛盾。在治疗上，应以补脾胃、益气阴为主，佐以利湿清暑热。此即所谓补土生金之法，脾土旺则可生肺金，不治之中而有大治也。

胆汁郁滞案

郑某某，男，55岁，地都钱岗山前村人，1974年春初诊。

患者去年6月起，常觉胃痛，但得甘食可缓解，曾被诊断为十二指肠溃疡病。今年元旦期间，因胃剧痛（上消化道穿孔）而做手术治疗，术后常呕吐不止，每天1～2次。呕吐物为青绿色液体，味苦量多。大便尚正常，小便短赤，脉弦细。

处方：

吴茱萸6g   党参10g   生姜7片   大枣5枚

滑石24g

5剂。

次诊：自觉病愈其半，原方加枇杷叶6g，5剂。

三诊：自云病愈八成，改用陈夏六君，加吴茱萸、丁香、枇杷、姜、枣，约服半月而愈。

胆石证误汗亡阴案

林某某，男，约 70 岁，揭阳渔湖江夏村人，2001 年 1 月初诊。

患者素体孱弱，饮食量少，人甚消瘦。有胆囊结石史，去年做过胆囊切除术，术后又发现肝管内有结石。约两个月前，因右上腹胁肋处疼痛，伴连续发热、恶寒，多天来饮食极少，稍进食则胃脘不适，卧床不起已月余。在当地求医，经输液并多次肌注退热针剂，每次注射后都致大汗不止，甚至湿透被褥。如此重复多次，渐至精神疲乏，声息低微，食欲极差。自觉胸中烦热，口干渴，但饮则胃脘胀闷不舒，小便短少而赤，舌质干红，苔少，脉细弱。先予补中益气汤加怀山药、麦冬、五味，仅服一剂。因发热一时未退，当地医生又肌注退热剂，再次大汗淋漓，精神萎靡，饮食不进。因情况严重，再次要求出诊。

处方：

党参 24g　　麦冬 24g　　　北五味 6g

生怀山药 30g　　　　　　生龙骨、牡蛎各 24g

2 剂。

嘱停用西药退热剂。每天以生怀山药 150g，切薄片加水煎浓汁，1～2 碗频频服，不可间断。如食欲有改善时，怀山药可增至 300g，亦可加大米同煮，做成稠粥汤食之。

服上方后，汗止，精神较好，但右胁肋处仍有痛感。进食稍多仍然不适，且低热未退，此气阴未复。

处方：

党参 18g	黄芪 18g	鲜怀山药 50g	川茯苓 15g
炙甘草 6g	麦冬 18g	白术 15g	五味 6g
麦芽 15g	生牡蛎 24g		

3 剂。

此后，依上方为基础加减，约服 20 剂。每天坚持用鲜怀山药做便餐食用。患者低热退尽，饭量增加，身体日健，已能到户外活动。后加服成药胆石净，每日 2 次，每次 5g。连服一个月，胁肋痛亦除，精神健旺，身体基本恢复如常。家属原以为不治之症，终于得愈。

按：本案患者原以肝内胆管结石求治于余，实则为误汗亡阴之重证，因误于医，而非误于病。患者素体气阴不足，因结石病胁痛伴发寒热而求医。医者只着重止痛退热，未考虑到患者的整体情况，并多次用退热药，以致大汗淋漓不止，重伤气阴。仲景早有亡血家禁汗之诫，因阴血同源，阴精亏损者，误汗则极易亡阴，非常人或阳虚患者误汗亡阳之可比。故以生脉散加龙牡以救阴固脱，以防阴阳离决。病情缓和后，则以正元丹合生脉散，兼以甘温益气，培土生金，此亦甘温除热之又一法门。在患者正气基本恢复后，再着手治疗肝管结石，此即先贤"留人治病"之法也。特别是，重用生怀山药一味，贯串始终，有着很大的作用，现代名医张锡钝先生对怀山药的功效推崇备至。在他的《衷中参西录》一书中，载有其自创方剂 175 首，其中使用过怀山药的就有

48首之多，可见他对怀山药的使用有着丰富的经验，可谓自古至今善用怀山药之第一人也。他说："山药之性，能滋阴又能利湿，能清润又能收涩。是以能补肺、补肾，兼补脾胃，在滋补药中诚为无上之品。"他还批评陈修园认为怀山药为寻常食物，不能治大病的观点。说"若果不治大病，何以《金匮要略》治痨瘵有薯蓣丸"？可见深入了解药物的性味功能，对于临床疗效有着极其重要的现实意义。

腰椎增生合并腰椎结核案

黄某某，男，52 岁，东山尖石村人，1984 年 2 月初诊。

腰部疼痛连及两下肢 2 年余，卧床不起 13 个月。因久治不效，而请求出诊。患者腰肢疼痛较剧，日夜呻吟不止。腰尻部有褥疮一处，渗出脓水。腰脊硬，麻木，腰肌强直，翻身困难，不能起坐。第一腰椎以下至骶椎部压痛明显，第三、四、五腰椎处尤甚。患者面色苍白，口渴索饮。食欲尚佳，但大便艰难，脉象虚大，舌质淡，苔白。

处方：

熟地 18g	肉苁蓉 15g	仙茅 15g	淫羊藿 15g
巴戟天 15g	当归 10g	怀牛膝 10g	菟丝子 15g
桑寄生 15g			

每天 1 剂，水煎服。

同时配合针灸和穴位注射。每 2 ～ 3 天一次。用维生素 E 100mL 分别注射两侧华佗夹脊穴，以第三四腰椎为主，针刺取秩边、环跳、风市、委中、阳陵泉、悬钟等穴。经以上治疗 7 次后，病情已初步好转，已能扶杖勉强站立，10 次后开始可在室内走动。夜晚疼痛减轻，已能安睡。一个半月后约能拄杖步行 50m，3 个月后已能拄杖外出。经医院 X 线片检查报告：腰椎增生，脊椎右弯，合并腰椎结核。第三四腰椎有明显骨质破坏。约经 4 个月的治疗，病情逐日向愈，并能参加家务劳动。但因卧病时日已久，脊椎明显右弯。后经多次随访，未再复发。患者已能参加田间及上山劳动。2000年岁末，患者已 70 高龄，还率儿孙等人前来坐访叙旧，谈及往事仍感激不已。

按：笔者历年来接诊之骨质增生患者甚多，但最严重者莫过于此案。该患者为普通农民，因为长期求医，经济十分困难，出诊到其家时，已可谓四壁萧然，一贫如洗，所以医药费用大部分给予减免。是年岁次甲子，雨水连绵数月。经近四个月未间断的耐心治疗，终能获愈，也属万幸。腰椎骨质增生是一种慢性疾病，患者大多数是因为肾气不足，髓海亏虚，肾不作强而致病。在治疗上应针对这一主要病机，坚持治疗。若夹痰、夹瘀，或夹风寒湿者，应权衡轻重缓急，灵活施治。穴位注射维生素 E 对机体组织有一定的抗衰老和抗氧化的功效，对被破坏的骨质有一定的营养和修复作用。针灸对疏通经络，改善气血的循环代谢也有相当的疗效。三种方法联合使用，相得益彰，所以能收到较好的效果。本例患者虽患有腰椎结核，但并未使用抗结核药物，从其恢复的情况及多年的追踪来看，治疗效果是令人满意的，也即扶正可以祛邪之结果也。

湿温伤阳案

　　本院医生宋某某之妻，30余岁，某医疗所护士，1984年9月初诊。

　　因患湿温病（西医确诊为肠伤寒）住院调治月余，热邪已退净。出院后泄泻不止，日近十余次。虽谨慎饮食，药物调理，终无稍愈。时因工作关系，宋谈及此事。余沉思良久，问曰：患者大便是否有异味？答曰：腥气异常。每次排便，满室腥秽之气极其难闻。余曰：古医书有云"独处藏奸"者，仅此便知为脾阳大伤之候。虚寒已甚，脾土无火安能腐熟水谷？宋觉余言有理，遂邀往其家诊视。见患者面色㿠白，气怯神疲，食少恶寒肢冷，小便清利。脉沉细而迟，舌苔淡白。检阅前所服处方，无非四苓、佩、藿、楂、芽、枳、朴之属。

　　处方：

　　边条红参 切, 糯米炒 15g　　　　　干姜片 9g

　　土炒白术 18g　　　　　　　　　炙甘草 5g

　　2剂。

　　服2剂即见效，大便日已2～3次，腥味明显减少。再服2剂，大便已基本正常。脾阳已复，予参苓白术散巩固之。

　　按：温热病中，湿温以其病程缠绵难愈见著。大凡热病

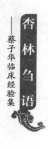

的转归多取决于患者中气的盛衰，所谓"实则阳明，虚则太阴"。阳明是为阳热证，太阴则为阴寒证。湿温后期多见伤津耗气，甚则劫阴动血而出现肠出血、肠穿孔者。而从寒化者仅有之而已，本案患者即是。

湿热痢引动肝风案

某銮香，女，68岁，东山玉浦村人，1982年5月初诊。

患者患高血压多年，素体阴虚阳盛，肝风时动，去年曾患类中风，经调治而愈。近日暴注下痢，腹痛，里急后重，日行无度。证属湿热毒邪，引动肝风。眩晕欲仆，右手颤动麻木，左下肢无力，语言謇涩，烦渴引饮。脉弦数而滑，舌红苔赤。血压260/110mmHg，证情危急。

处方：

白头翁15g   川黄连9g   广木香6g   龙胆草9g

银花24g   赤白芍各15g   钩藤24g后下

珍珠母30g先煎甘草5g

水煎冲羚羊角丝3g，去渣饮服。

2剂，另肌注利血平1mg。

服一剂见效，2剂尽，痢下渐止，右上、左下肢颤动无力亦得缓解，血压在220/100mmHg。后用葛根芩连汤加钩藤、白芍、珍珠母、龟板等，调理而愈。

按：本案患者为高年患痢，因素体风阳偏亢，湿热毒邪引动肝阳，以致肝风鸱张，随时都可能有中风之虑，确属证情危殆之证。其肝阳上亢在前为本，湿热下痢在后为标，标本具急，在治疗上应标本同治。方用白头翁、川黄连、银花、赤芍清热解毒，木香理气通肠，羚羊角清肝息风镇痉，

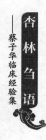
龙胆草苦寒直泄肝火，珍珠母、钩藤、白芍平肝息风。甘草既可解毒又可调和诸药。合而用之，共济清热止痢、平肝息风之效。

痿证案

黄某某，男，22岁，东山新河村人，1976年秋初诊。

左上肢肌肉萎缩无力已半年，下垂时，腕关节处紫红肿

胀，但疼痛并不明显，无外伤史。除时有口干渴外，尚无其

他特殊症状。舌苔薄黄，舌质红，脉沉实带滑。

处方：

生石膏 35g　　知母 12g　　生甘草 5g　　蓬莪术 9g

鲜桑枝 24g　　威灵仙 6g　　粳米 50g

上方约服 10 剂，并配合针刺左合谷、曲池、手三里等

穴 7 次，略有好转。口渴减轻，但舌脉尚未明显改观。原方

继续治疗，20 余剂后，病情大为好转。患肢肌肉已较丰满，

肌力增强。肿胀已除，肤色已接近正常。脉转和缓，舌质正

常。后以此方再服 10 余剂，基本痊愈，多年随访无复发。

按：本案例为阳明湿热，热重于湿之痿证。患者大便正

常，不干结，故知其为阳明经证而非腑证。《黄帝内经》云：

"治痿独取阳明。"因阳明为多气多血之经，水谷之海。阳

明有余，火气亢盛，必耗伤津气而致成痿。故以白虎汤直泄

阳明之热可效，针刺取穴也取手阳明经为主。患者之父亦知

医，初诊时即求问，何以用白虎治痿证？余即以此理相告，

其甚信服焉。

慢惊风案

黄某某，男，6岁，东山玉浦村人，1976年秋初诊。

麻疹后患痢致虚，大便溏薄多次，纳呆，腹微胀满，倦怠神疲似睡。懒言，伴咳嗽。面色㿠白，鼻干口燥，喜热饮。夜睡露睛，时见惊搐不安。此为麻疹后患痢，护理失宜。脾土虚衰，肝风侮脾之慢惊风之证。

处方：

党参 6g	炒白术 6g	炒枣仁 5g	山萸肉 5g
胡桃肉 6g	补骨脂 5g	炙甘草 5g	黄芪 6g
炮姜 3g	炮附子 5g	肉桂 2g	熟地 9g
丁香 5枚	白芍 6g	红枣 3枚	

5剂。

服完上方，各症均见好转。患儿精神较振，能戏耍。面色稍红润，口渴见减。知饥纳食。夜眠安静，未见手足惊搐。原方再服5剂，后以参苓白术散加减巩固之。

按：慢惊风又称慢脾风，历来被医家视为儿科重症之一。病由脾肾阳虚，元气虚弱，肝风窜犯所致，多见于先天禀赋不足及患重病之后的患儿。本证辨治以庄在田《福幼编》最为详尽，其中逐寒荡惊汤和加味理中地黄汤两方，立方最为完善实用（可参考《衷中参西录·治小儿风证方》）。本案患儿所用之方，为王清任《医林改错》之可保立苏汤。

原方主治"小儿因伤寒、瘟疫或痘疹、吐泻等症，病久气虚，四肢抽搐，项背后反，两目天吊，口流涎沫，昏沉不省人事皆效"。此方与庄氏加味理中地黄汤相差无几。同时，王氏还有"论抽风不是风"之说，认为病久气虚，元气不固，乃是致病的根本原因，同时也反对滥用息风药治疗本症。真可谓高明之见。此书亦为从事中医临床工作者不可不读之书，此法亦为不可不备之治法。本人曾用此方治愈过一例阳虚高热不退之患儿（见另案），及一些危重患者。

疳证案

黄某某，女，3岁，住东山玉浦村，1979年8月初诊。

患儿精神萎靡，面色枯黄，消瘦至极。头大发枯，肚腹坚胀，青筋显露。四肢瘦小，五心烦热。口渴嗜饮不止，食欲极差。大便干涩，烦躁难寐。舌质干红，苔少而粗。病已三月，多处求医乏效。

处方：

鸡内金 5g	怀山药 15g	焦三仙各 6g	威灵仙 3g
胡黄连 5g	陈皮 3g	党参 6g	莪术 3g

5剂。

二诊：稍效。时下并发暑疖，原方去威灵仙，加青蒿5g、碧玉散5g，再服7剂。

三诊：病情明显好转，患儿精神佳，面色较红润。食欲明显改善，渴饮亦止，睡眠安静。改拟异功散加焦三仙，怀山药调治半月痊愈。

按：疳证乃儿科常见病，常谓"童子为疳，大人为痨"，故历来被视为儿科恶候之一。古云：无积不成疳。可知饮食不当，宿食停滞，是主要病因。加之小儿不知注意饮食卫生，以致感染寄生虫，致消化功能紊乱，于是疳证成矣，本证若不及时治疗，将会变生他证，累及其他脏腑，影响儿童的正常生长发育。总言之，疳证由饮食、虫积而起，病变以脾胃为中心，而可以涉及多个脏腑及九窍，并且是本虚标实之证。在治疗上，在消疳杀虫的同时，必须时时注意顾护胃气，培补脾土。并在此原则上，作善后巩固治疗。另者，注意培养儿童的卫生习惯，合理和科学的生活饮食习惯，也是防治疳证的有效措施。

真寒假热案

黄某某，女，12 岁，东山玉浦下潮村人，1981 年 6 月初诊。

194

患儿出生后，因无母乳哺育，长期消化不良，食少腹胀，泄泻不止。精神萎靡，身体羸弱。夜眠不酣，时时惊哭。大便溏薄，每天 5～6 次，缠绵不愈。先用益脾镇惊散加味治愈后，又因霉菌性肠炎而住某医院留医半月余。粪检霉菌正常，但高热持续多天不退。饮食不进，大便泄泻不止。院方告知病危而出院。时有医者主张服羚羊、紫雪之类。病儿家长不敢轻信，急急求治于余。

症见：患儿身发高热，呼吸喘促，神疲似睡。大便日多次，稀而量少，带腥味。面色口唇㿠白，指纹淡滞。脉弱而数，舌淡苔少。

处方：

党参 10g　　土炒白术 9g　　炮姜碳 5g　　炙甘草 5g

炮附子 5g　　生龙牡_各15g

1 剂，水煎服。

二诊：当天下午至晚上服完 1 剂。至是晚约 3 时，喘定热退，并能安静入睡。次日患儿精神较佳，口渴、汗出，并能少量进食，大便次数明显减少。

处方：

党参 10g	白术 9g	炙甘草 5g	炮附子 5g
熟地 10g	麦冬 9g	五味子 3g	

生龙牡_各15g

2 剂。

三诊：各证俱减。患儿精神明显好转，但大便仍频每天在三四次。后用参苓白术散继续调理，近月而愈。

按：此案例为典型的真寒假热之证，因患儿自幼缺母乳哺养，又护理不当，而引起长期消化不良，体质虚弱，以致感染霉菌性肠炎。虽经住院治愈，但患儿元气已伤，所以高热不退，治疗上已甚棘手。从中医角度来看，因为患儿脾土虚衰，而致虚火上炎。这种火，李东垣称之为"阴火"（并非阴虚之火），并首创甘温除热之妙法。后世广泛应用以临床。初诊时，考虑患儿的过去史，知其脾土大虚，是本病的主要病机。所以用厚土敛火之法，用附子理中汤再加龙骨、牡蛎以潜阳坚阴以治之，所谓"甘温除大热""土厚火自敛"即此法之谓也。二诊时，病情虽已逆转，但汗多、口渴为阳已回而阴欲伤之候，所以改用冯氏全真一气汤加龙牡。阴阳兼顾，数剂即挽回如此重症。病愈后的饮食护理至为重要，方无复发之后顾之忧也。

阳虚发热案

刘某某之外孙，男，12 岁，住揭阳榕城镇，1981 年 9 月 7 日初诊。

病儿先天不足，曾患胎黄重症。虽经治愈，但体质虚羸，颈项软弱，天柱倾倒，证属五迟之始。近半个月来，持续发热不止，服中西药不效。发热每以午夜开始，至早晨最高，常在 40℃左右，至午后体温降至正常。同时夜间烦躁，日间精神疲倦，面色萎黄，一派虚象，舌淡，脉弱。

处方：

党参 10g	黄芪 10g	土炒白术 9g	炙甘草 5g
枸杞 9g	胡桃仁 6g	故纸 6g	枣仁 6g
山萸肉 6g	当归 6g	白芍 9g	生姜 2 片
大枣 5 枚	炮附子 5g	肉桂 1g	龙骨 12g
牡蛎 12g			

2 剂，水煎，分多次凉服。

上方服 1 剂即效，发热稍退。2 剂后患儿体温即恢复正常。精神气色明显好转。原方 3 剂以巩固之。

按： 发热因于虚者，有阴、阳、气、血之分。本案患儿因为先天禀赋不足，肾精本亏，以致虚阳浮越，发热不止。此类患者，临床并不多见，故立之为案。本案患儿除病史需加注意外，最特殊的是其发热的热型。一般而论，夜热昼凉者，多属阴虚，邪在阴分，而昼热夜凉者多属阳虚。本案患儿发热起于午夜，午夜子时，属于阴极阳生之时，而高峰之热也出现在早晨。中午为由阳交阴，故热势自退，周而复始，每日如是，这是典型的阳虚之热。在治疗上采用枞任之可保立苏汤以温阳补气，填精益血。再加桂、附、龙、牡以引火归原。并依"用寒远寒，用热远热"的原则，煎后凉服，所以能应手取效。可保立苏汤原系王氏为"小儿病久气虚，四肢抽搐，项背后反，两目天吊，口流涎沫，昏沉不省人事（即小儿慢惊风）"所设。本人经验，凡因病久体虚，阳气虚弱，肾精不足之证，不论成人或小儿，均可用本方治疗。再者，对于虚热的治疗，不论属阳虚或阴虚的发热，均可在辨证论治的基础上，适当加入介甲类，诸如龟板、鳖甲、龙骨、牡蛎之类，使之交通内外，阴阳相济有很好的作用。

失血发热案

赵某某，男性，30余岁，本院护士黄某爱人，1975年8月初诊。

患胃溃疡出血多次，均经内科保守临床治愈，1975年8月间又一次上消化道大出血住本院。入院后第三天出血基本控制，忽然日夜连发高热，经对症治疗退热无效，而要求中医治疗。患者并无呼吸道感染症状。面色苍白，精神委顿。舌质淡，苔薄白。脉浮大无力且数。

处方：

党参18g　　黄芪18g　　炙甘草9g　　大熟地18g

杭白芍15g　生牡蛎30g　柴胡9g　　　生姜3片

大枣7枚

2剂。

是晚先服一剂。次日晨，因忙以门诊工作，时近中午忽记起此患者，因约跟班学生一同前去查房。学生笑曰：昨日见先生以此方退热，心甚疑之。今日晨起我即前往询问，热已退尽矣。2剂服完，病情更见好转，后效用归脾汤加减继续治疗至痊愈出院。

按： 此案患者因胃溃疡出血而引起发热，属于内伤发热范畴。与外感发热大相径庭，在诊断和治疗上也各不相同。首先要重视病史，诊断上要观察患者有无表证，要注意发热与原发病的关系。现代名老中医蒲辅周先生对外感发热和内伤发热的鉴别上就有宝贵的经验，他说：外感发热者之恶寒，虽加衣被，其恶寒不止。内伤之恶寒，加衣被则可缓解。再则外感之热，必手背热于手心，久按则减，而内伤之热，必手心热于手背，而且久按愈炽，实属经验之谈。

　　内伤发热的治疗，可按阴阳气血和虚实来辨治。本例患者属胃出血后气血两虚之证，故采用甘温益气、补血潜阳之法治之。退热之神速，足见先贤所立"甘温除大热"之法诚不欺我也。

失眠案

黄某某，男，30岁，东山区新河村人，2001年2月初诊。

失眠约一个月，心中烦闷，情绪易激动，面色暗红带油垢。大便较干结，小便短赤而有灼热感。素来性格暴躁，并且嗜酒，暴饮无度。因失眠多日，烦躁易怒，情绪不稳定。先已服过朱砂安神丸数剂，无效。其父欲送其去精神科治疗，患者不同意，而来求诊。舌质暗红带紫，舌苔黄腻。脉沉弦而数，

处方一：

柴胡 9g	炒枳壳 15g	桔梗 9g	赤芍 15g
生地 24g	桃仁 12g	红花 9g	怀牛膝 18g
甘草 5g	川芎 6g	当归须 9g	
钩藤 24g 后下	龙齿 30g		

3剂。

处方二：

龙胆泻肝丸，每天服两次，每次12g，中药液送服。

服上方一诊而愈，半个月后又复失眠，但病情较轻。嘱原方再服3剂，患者服药后，排出柏油状大便，日2～3次，但脘腹无所苦，便后反觉精神更佳，睡眠甚酣。嘱戒饮烈酒，注意调摄情绪，劳逸结合。此后未再复发。

按：血府逐瘀汤治疗失眠，历来都有报道。此例患者，

素来性格暴躁，喜斗殴，又嗜酒，瘀血内停可知。且又肝火亢盛，故宜与龙胆泻肝汤合并使用。在理气化瘀的同时，再峻泻肝经之火，所以疗效显著。服药期间排出黑便，乃药已中病，瘀血下行，向外排解之候，并非消化道溃疡出血。以排便后精神转好，身体舒适能安睡，可以鉴别。凡肝阳偏亢之失眠患者，大多情绪容易激动，而且声音亢亮。由于失眠日久，精神过于亢奋，或瘀血内停，有时还可见到语言失控的情况。但一般多是偶然性的，并且比较轻微，不必特殊处理。待睡眠改善，情绪稳定后，自可恢复正常。

葛根芩连汤验案两则

葛根芩连汤出自《伤寒论》，乃解表清里之剂。原方主治太阳表证误下，或未经误下，外邪化热入里，两阳合病，发热下利，喘而汗出之证。临床用于治疗时病，表里双解，收效甚佳。但在病情较特殊的情况下，必须处理好解表清里和扶助正气的关系，根据病情灵活运用，才能收到理想的疗效。

案1.

1986年夏天曾经接诊玉浦村胡某某抱养之一女孩，1岁零9个月。患儿先天禀赋不足，加之调养失宜，营养不良，体质羸弱，常易感冒。大便时溏。因感冒发热，数天不退，大便一日5～7行，饮食不进。其母甚为忧虑，抱来门诊，望为救治。

症见：患儿高热神疲，喘促而息弱。下利，微汗出。面色暗红不泽，鼻准色黄带白。口唇淡白，脉息微弱而数，证属表里俱热、正气怯弱、正虚邪实之候。若攻邪则恐正气不支，扶正又有助邪之虑。思之再三，决定以扶正祛邪、温清并行之法。

处方：

| 葛根 9g | 川黄连 3g | 黄芩 5g | 甘草 3g |
| 党参 9g | 炮附子 5g | | |

2 剂。

服一剂见效，两剂服完，利止、热退、神清，后用四君子汤加味调理而愈。

案2.

2000 年 4 月，东山区某村医生，黄某某，女，50 岁。

因发高热 5 天，经服阿莫西林、氯霉素及输液等治疗，高热始终不退，同时腹泻多次，有呕吐感。出诊所见：患者面红目赤，呼吸气粗，高热头痛但不恶寒，心烦躁，睡眠不安。患者原有高血压和脑动脉病史，常有头晕头痛及颜面烘热感。烦渴，舌质红而干，苔赤。脉弦大而数，此为阳明邪热下利、气阴微伤之证。

处方：

葛根 24g　　　川黄连 9g　　　黄芩 9g　　　　甘草 5g

西洋参 5g _{另煎兑入}　　　　　粳米 50g

2 剂。

上方服一剂，次日热退，两剂服完，未再用药，病愈。

补阳还五汤治疗面瘫案

林某某，男，50余岁，住深圳沙头角某公司宿舍，1991年8月初诊。

口眼歪斜，伴心悸两天。检查：右眼流泪，闭合不全，口角歪斜，张口时更明显。右侧面肌及头皮麻木疼痛，有时指端也有麻痹感。自觉气短疲乏。脉弦缓。三五至必有歇止，止无定数。舌苔厚腻，舌质淡。血压130/85mmHG。先予牵正散加味口服，并配合针灸，初有效。再继续治疗则再无好转。经考虑再三。

处方：

黄芪 60g	川芎 12g	当归须 12g	赤芍 10g
桃仁 9g	红花 6g	淫羊藿 15g	僵蚕 15g 酒炒
防风 10g	地龙 15g 酒炒	苦参 10g	苍术 9g

水煎服，3剂。

患者自述服上方约10分钟后，即感面目清爽，颜面及头皮之麻木感骤然若失，其见效之神速，真不可思议。3剂服完，心悸见减。后用上方再服10剂，诸症告愈。

按：现代医学把面瘫分为中枢性及周围性两种类型，临床所见以周围性居多。周围性面瘫的预后较好，也很少后遗症，本例即属此类。中医认为面瘫与半身不遂同属风中经络之证，在治疗上应该有其相通之处。但在传统习惯上，常以祛风通络之牵正散作为首选方剂，把面瘫和半身不遂分割开来治疗，而不重视整体辨证，这是一个临床误区。笔者也是从这一病案中受到启发，开始重视面瘫与偏瘫的辩证关系。面瘫虽属局部疾患，但更重要的是要注意患者的全身情况，外感风邪也只是致病因素之一，所以，牵正散并非每个患者都适用的方剂。本案患者属于气虚血滞、络脉不荣之证，病变虽然突出表现在面部，但心悸动，脉息时见歇止，以及头皮发麻等证均与此有密切关系。所以径直选用王清任之补阳还五汤以补气活血，佐以适量的上行驱风之品，再加淫羊藿通阳除痹，苍术化湿。加用苦参者，因为其有纠正心律的功效，对改善心悸和脉间歇有较好的效果。

暑证误治救治两例

案1.

林某某，女，成年，东山凤潮人，1980年7月初诊。

伤暑4天，服药治疗无效。患者汗出不止，胸中烦闷至极，声低气怯，饮食不进。脉微细而数。此为暑证误治，阴阳两伤之候，有亡阴脱阳之虑。

处方：

党参30g	麦冬24g	北五味9g	炮附子9g
扁豆18g	怀山药24g	黄芪24g	甘草5g
牡蛎30g			

2剂，急煎服。

次诊：上方服完，诸症大为好转，3天后即能坐车来门诊，后用补中益气汤加麦冬、五味、怀山药数剂而愈。

案2.

林某某，女，50余岁，东山中学教师家属。

暑月外感，经当地治疗未见好转。患者精神疲惫，汗出不止，不思饮食，自觉心中烦热不宁。脉沉弱，舌质淡，苔薄。此为暑邪耗伤元气，阴火上炎之候，宜东垣之甘温除热法。

处方：

黄芪18g	党参18g	炙甘草6g	白术15g

当归 9g　　　　陈皮 5g　　　　柴胡 6g　　　　升麻 5g

淮小麦 24g　　大枣 7 枚　　　扁豆 15g　　　牡蛎 24g

2 剂见轻，4 剂即愈。

按： 暑为阳邪，最易伤阴耗气。暑热外感，若治之不当，津气劫伤，汗出不止，精神疲惫，气短不食者，临床很常见。一般用生脉散或合六神散治疗，即可取效。但兼阳气耗伤者，则宜加干姜、附子用之，不必迟疑。有人以为，夏日炎炎，参、芪温补，姜、附为大辛大热之品，不宜入药用以暑季。其实，这是临床上一个错误观点，中医治病虽然强调三因制宜（因时、因地、因人谓之三因），但三因之中至为重要的是"人"，也即是应该强调具体患者的辨证问题，如果因时（气候、季节）而忽视了病情的辨证，那就是本末倒置了。

误汗亡阴案

　　蔡某某，男，60余岁，东山淡浦村人，1972年春初诊。《黄帝内经》云："冬伤于寒，春必病温。"春温误作风寒治，遂见汗出不止。口渴喜饮，眩晕不食，胸中烦闷，夜不成寐。小便短少，舌质红绛，少津。脉细数乏力。前医曾用桂甘龙牡汤，病益甚，继用白虎加人参汤，又未效。病情严重，卧床不起，而邀请余会诊。古云温病之治，有一分津液，便有一分生机。今既误用辛温发汗，已犯伤津之戒，又复用辛甘潜阳，亦非所宜。治当急护气阴以固正气，并清上焦余热。

　　处方：

| 党参15g | 五味5g | 麦冬18g | 知母6g |

| 百合12g | 竹叶两把 | 生龙牡各24g |

2剂。

　　疗效：上方服1剂见效，汗止，夜即能寐。嘱前医原方再予2剂，后用叶氏养胃汤加党参，数剂而愈。

　　按：伤寒易伤阳，温病易伤阴。严重时还可以出现亡阳或亡阴，甚至阴阳离脱的危候，这些是中医的基本常识之一。亡阳者，常见身冷肢厥、汗出如珠、下利清谷、小便清长或不禁，舌必白润脉微弱。而亡阴者，身必热、汗出滚滚而黏、烦渴引饮或渴而不饮、小便涩少或无尿，舌红干绛，脉虚细而数。亡阳亡阴之辨，必须泾渭分明，才能避免误诊误治。

痫证案

黄某某，女，40岁，玉浦村人，1980年3月4日初诊。

近两个月来，多次眩仆昏倒，神志不清，四肢抽搐，经上级医院检查，诊断为癫痫，原因尚未查清。患者身体素健，自幼无类似病史。自述除精神较疲乏和左臂略有酸痛感（与昏仆跌伤有关）外，尚无他证。舌质稍红，苔较厚而腻。脉弦带滑。

处方：

茯苓 15g	苏夏 15g	陈皮 6g	枳实 12g
灵磁石_{醋淬}24g	神曲 9g	甘草 5g	
竹茹 9g	川菖蒲 6g	夏枯草 15g	龙齿 24g
牡蛎 24g	飞朱砂 3g_冲		

上方连服15剂，自觉服药以来，精神渐佳，癫痫未再发作。继续治疗，服原方10剂。此后，曾有短暂轻微发作一次，其后仍用温胆汤加枣仁、枯草、龙、牡，送服成药磁朱丸、安神定志丸，调治月余而愈。

按：痫证与癫、狂两证，均为情志之病，痫证又有原发与继发之分，中医认为痫证与风、痰关系密切。温胆汤为除痰安神之剂，加入磁朱丸和龙牡、川菖蒲等镇惊潜阳开窍之品，故能有效。不过，继发性癫痫多与脑外伤、脑肿瘤、脑寄生虫等疾病有关。应结合临床，做必要的脑电图、脑CT等检查，以明确诊断。

寒湿伤阳案

吴某某，男，40 余岁，东山埔上村人，1978 年 12 月初诊。

因冬月下水作业后，恶寒甚剧，周身作痛，倦怠无力。食少，胸闷，无发热，面色晦暗，小便清长。已服过某医辛温解表中药数剂，未效，恶寒益甚。舌苔白厚而腻。脉象沉濡而缓。

处方：

炮附子 15g　　干姜 10g　　炒白术 15g　　打草果仁 6g

茵陈 18g　　炒车前子 12g　通草 5g

2 剂。

上方服后，病情大减。二诊再服 2 剂，已愈大半，唯觉身重，头微眩，脘腹微胀。改拟柴平汤加葱白，3 剂而愈。

按： 寒湿伤阳而作风寒治，用辛温发汗，未加温阳祛湿药，只能更耗正气，故无效理所当然。茵陈四逆汤本为阴黄证而设，本例患者虽无黄疸之证，但寒湿之证十分明显，而且阳气已伤，故可用茵陈四逆投之。方中之茵陈，虽为苦寒之品，但与干姜、附子同用则无妨，且更能增其祛湿之功效。

黄疸臌胀案

黄某某，男，48岁，玉浦村人，1980年2月26日初诊。

患者幼时曾有癫痫史，已多年未发作。因腹部胀满，食欲不振，疲劳乏力半个月求诊。检查：脘腹胀满，腹皮绷紧，肝区胀闷隐痛，肝肋下约3cm。脾可扪及，有中度腹水存在。小便短少，色深黄。大便尚调。巩膜黄染，尚无发热、呕吐情况。舌质红，有裂纹，舌苔厚白而腻，脉弦数带滑。

处方：

茵陈 30g	山栀 9g	赤芍 15g	川朴 9g
滑石 18g	大青根 30g	茯皮 15g	陈皮 9g
金钱草 30g	白茅根 24g	鲜石斛 15g	

水煎冲白糖服。

后以上方出入加减，时加红丹参、三棱、莪术、车前子、琥珀、腹皮之类。连续治疗半个月后，各症俱有好转，腹水基本消失，黄疸渐退，食欲已渐复常。再治疗一个余月，基本康复，多年来追访未复发。

按： 臌胀为中医难治之四大证之一，本例患者因经济等条件关系，未做各项检查，所用之药也为平常之品。因病情尚未十分严重，加之能坚持治疗，故能少花钱治好病。对于多数的贫苦患者来说，是值得推崇的治疗方法。

心悸（频发性期前收缩）案

王某某，男，43 岁，东山东畔村人，1983 年 7 月初诊。

患者系电器维修职业者，长期晚上工作至深夜。两年来，自觉胸闷、心慌、心悸，长期服西药治疗，未能根治。脉滑，动数，每三五至一止，止无定数。舌质淡紫，舌苔黄腻。

处方：

酒炒常山 9g　苦参根 15g　法半夏 15g　炙甘草 9g

茯苓 15g　　陈皮 6g　　炒枳实 12g　桂枝 9g

红丹参 18g　竹茹 9g　　生姜 6g

水煎服。

上方连服 10 剂。自述服后有轻度恶心呕吐等反应，但心悸基本消失。听诊心律已整，原方再服 6 剂。观察两个月仍正常。后因体力劳动过度，又有心悸感。听诊：心率较快，律整。脉动数，仍以原方加龙牡服之而愈。嘱宜注意休息，戒恼怒及烟酒，以防复发。

按： 上方即温胆汤合抗早搏汤，用治痰浊内扰，心悸不安之证常有良效。抗早搏汤为经验方，由常山、苦参、姜半夏、炙甘草组成。其中主药苦参，剂量在 15 ～ 30g，常山 6 ～ 12g。据药理学分析，常山有类似西药奎尼丁样作用。苦参具有对心脏 β 受体有阻滞作用，故对心律不齐有效。

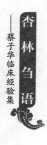

但必须结合辨证用药，才能收到较好疗效。但苦参有一定的毒性，剂量过大，可引起中毒，常有致呕吐等副作用。剂量太小，又达不到治疗效果，这也是必须掌握好的地方。此外，笔者经验，苦参对预激综合征也常有很好的疗效。

牙槽风案

某某云，女，30 余岁，东山玉浦村人，1976 年 10 日初诊。

患者因龋齿（左下 6）拔牙两天后，牙龈肿硬，牙关拘急，不能张口，舌尖不能伸出过门齿。先针刺下关、合谷等穴，及服牵正散，无大效。因思病由伤口消毒不严格，而招致风邪外侵。本当用疏风开噤之剂，既然常剂无效，当用大毒攻邪，则风邪可去，口噤自开。

处方：

生白附 9g　　生南星 5g　　生草乌 5g　　防风 6g

木香 5g　　僵蚕 9g　　蜈蚣 1 条　　生姜 7 片

上方煎服 2 剂后，哈欠频频，牙关已开少许，原方继服 2 剂，后用玉真散加减数剂而痊愈。

按： 牙槽风又名骨槽风，西医谓下颌骨骨髓炎。中医认为，由手少阳三焦、足阳明胃两经风火而成。[1] 多因牙根深部感染而发。若已成脓，多为难愈之证。"三生饮"源自《太平惠民和剂局方》。原治卒中，昏不知人，口眼歪斜，半身不遂，兼痰厥、气厥、气虚眩晕等证。方中乌、附、星生用，均为大毒之品。原方有人参一味，用量颇重，用以扶元气（因患者气虚不甚，故去之）。其妙在重用生姜同煎，以制三生之毒性。本例患者，因病邪尚未入里，亦

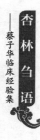

未化脓，且辨证使用合理，故疗效可观。

参考文献

[1] 谢观.中国医学大辞典.2414.

银屑病验案

林某某，男，15 岁，住汕头市，1991 年 8 月初诊。

患儿患皮肤病多年，现在两手肘、足膝关节屈面均见皮肤粗糙起屑。颜面及颈项处，也可见到不同程度的皮损。平时大便常干燥。其母述，凡食辛热食品，则严重发作，多处求医无效。脉象弦数，舌质红，苔薄微黄。病由肺经热燥、肝火内伏。木能生火，火则刑金。金者肺也。肺主皮毛，故皮肤干燥。燥则风动，而致瘙痒不止。

处方：

桑白皮 15g   地骨皮 12g   青黛 5g   生甘草 5g

重楼 12g   银花叶 30g   生地 18g   白鲜皮 15g

5 剂，水煎 2 次口服，药渣再煎外洗。

服完上方，明显好转。患处皮肤较前光滑，瘙痒大减。家属甚喜，拟原方再服 10 剂，已病愈过半。后用原方，嘱制丸剂，服 1 月以巩固之。并嘱应长期忌食辛热之品，避免复发。

痰瘀经脉下肢肿痛案

林某某，女，56岁，普宁市里湖镇人，2002年5月初诊。

患者在3年前因右侧乳腺肿瘤做过乳腺切除术，因术后淋巴液回流障碍，右上肢出现典型的象皮肿。经定期复查，至今尚未发现癌细胞转移迹象。两个月前，因膝关节疼痛，行走不便，在当地做膝关节封闭治疗，痛未减轻，反致局部肿胀，发热。渐波及整个右下肢，肿胀疼痛，在当地医院住院留医。按下肢深部静脉血栓治疗，并使用抗凝剂治疗，未见好转，反出现溶血现象，大便如柏油状。后转广州某医院住院检查治疗，经皮下心导管穿刺至右股静脉，并未发现栓塞，仅予消炎止痛治疗。经治近月未见好转，出院后其家属请求出诊治疗。

患者身体肥胖，皮肤面色蜡黄。右下肢漫肿如斗，疼痛，皮肤尚光滑，但色紫暗。无法站立行走，个人生活无法自理。触之微有发热感，右上肢亦明显肿胀，皮肤增厚，粗糙犹如象皮，手指粗大，腕、肘关节皮肤出现皱褶。寸口无法按到脉搏跳动。左手寸口沉滑，带弦。舌质暗红，苔黄腻。舌下两侧静脉蓝紫，充盈浮起。患者饮食和生活习惯正常，并无不良嗜好。发病前长期坚持晨练，食量尚可，大便较黏滞，两三天一行，血压125/85mmHg。综合脉证分析，应属痰、瘀阻于经络为病，当以导痰通络，活血化瘀为治。

处方：

第一阶段基本方

法半夏 24g　　茯苓 24g　　　陈皮 6g　　　怀牛膝 15g

泽泻 18g　　　穿山甲 9g　　　桃仁 15g　　　酒炒地龙 15g

藏红花 2g_{药液泡吞}　　　　　　甘草 5g　　　枳壳 15g

广木香 6g　　　制南星 9g

每天服 1 剂，连服 20 剂。

加减用贝母、白芥子、乳没、莱菔子、全蝎、当归、决明子等。

6 月 5 日经以上治疗，病情已有明显好转。患肢疼痛已渐缓解，患肢肿胀有所减轻，右足已可履地走动。痰浊也已明显减少，改以补气、化瘀、通络为主。

第二阶段基本方

黄芪 50g　　　当归尾 15g　　桃仁 15g

藏红花 2g_{药液泡吞}　　　　　　川芎 12g

酒炒地龙 15g　丹参 24g　　　桂枝 15g　　　赤芍 18g

陈皮 6g　　　　茯皮 24g　　　法半夏 18g　　甘草 5g

连服 20 剂。

7 月 1 日病情继续好转。患者由家属陪伴，已能乘车到医院门诊。面色较前红润，眠食如常，原方再服 15 剂。

第三阶段基本方

川芎 10g　　　全当归 18g　　白芍 15g　　　熟地 24g

黄芪 24g　　　党参 24g　　　陈皮 6g　　　法半夏 15g

茯苓 18g　　　甘草 5g　　　　鸡血藤 24g　　桂枝 15g

嘱服 20 剂后，隔 2～3 天服一剂，连续治疗两个月，基本告愈。2004 年春，陪人来院看病时称，患肢已完全恢复正常，未再复发。

按：本案患者属痰、瘀为患，患者手术后右上肢的象皮肿便是明证。但其气滞、气虚至关重要，又因误用抗凝剂，而致溶血，痰浊未去，而气血已伤。治疗上分三个阶段：首先，从痰、气与血的关系考虑，用导痰汤加活血通络之品。特别用藏红花冲泡吞服，疗效更好。同时，根据病情变化，适当加重化痰药。第二阶段，在痰浊初去，病情初步好转后，改用补气活血之法。根据气虚、气滞则血瘀的机理，选用王清任之补阳还五汤为主，佐以二陈化痰，痰、气、血兼顾。第三阶段，病情已趋稳定，宜气血双补，但仍须少佐化痰，以求根治，故采用圣愈汤气血双补，再以二陈和之。三个阶段，均围绕痰、气、血三者之主次，以及标本缓急及其所偏，来确定治疗原则和选方遣药，这也是辨证论治在临床上的具体运用。

阴虚痹症案

林某某，女，23 岁，淡浦大队人，1973 年秋初诊。

右侧下肢膝关节及以下胫段、踝关节发热肿痛，难以屈伸，卧床不起，夜难入眠，同时伴有全身低热，脉细数，舌干红、少苔。烦渴，但不多饮。延医一个月余，已进四物汤、附桂八味、三妙散等方，皆未见效。此症因肾阴虚、津液亏损，不能养润筋脉，久而成痹，治宜滋阴养津、补肾清热为治，辛燥之品切忌妄投。

处方：

生熟地_各15g　　知母 9g　　　黄柏 6g　　　怀牛膝 9g

木瓜 9g　　　龟板 15g　　　白芍 15g　　　生甘草 5g

猪脊髓 1 条

3 剂。

次诊：痛较缓和，口渴见减。继原方再进 6 剂后，反觉肿痛，且漫及右侧下肢，并见恶寒发热。此因患者肾阴久亏，郁热留滞，骤进滋阴大剂，阴液初复，而瘀热未去，反而郁滞经络，故肿痛发热。

处方：

桂枝 5g　　　赤芍 9g　　　知母 9g　　　胡黄连 6g

醋炙鳖甲 15g　怀牛膝 9g　　桃仁 9g

3 剂。

三诊：上方服完，发热肿痛明显好转，已能独自站立，并在室内行走。改用初诊处方，加丹皮、赤芍各9g。12剂后，病情进一步好转。后用成药大补阴丸，淡盐水送服，以巩固治疗而痊愈。后经多次追访，未再复发。

按：20世纪70年代，我国医疗卫生条件还十分落后，基层医院连最基本的理化检查都不能普及，所以本例患者未能做必要的生化检查。从中医辨证的角度来看，本案例应属阴虚痹证，它与湿热之痹，似是而非。其主要鉴别点在于：舌红少苔，口渴而脉细数。阴虚之痹，治在滋阴补肾。但滋阴之剂，难免壅滞。故必须处理好"通"与"补"的关系，合理组方，使之补而不滞，才能收到较了好的疗效。本病如未能及早治愈，还有可能转化成痿症，那时治疗就更困难了。

湿热痰痹案

林某某，男，57岁，揭阳榕城西门人，1985年6月初诊。

患者多年来嗜酒如命，喜食膏粱厚味食物。形体肥胖，面带油垢，有风湿病史，血压偏高。近三年来，两下肢膝、踝关节肿痛严重，近期两手各指关节僵硬疼痛，活动受限。长期口服瑞贝林、地塞米松等抗风湿西药，今年5月份起，食量骤减，并时觉胃痛。经钡透，发现胃黏膜脱垂，经住院治疗好转。5天前，突然发生上消化道出血，再次住院，遵医嘱停服抗风湿药物。出血虽然控制，但风湿痛严重发作，卧床不起，双下肢膝踝关节紫红肿痛，发热，足掌面静脉血管充盈肿起，疼痛，无法站立，腕关节及手指各小关节亦肿痛。同时，痰多，微恶风寒。食欲差，大便黏滞，口干渴。舌质暗红，苔黄腻。脉滑数。

处方：

桂枝 9g	知母 15g	赤芍 15g	麻黄 6g
丹皮 12g	防风 9g	苍白术各9g	甘草 3g
山甲 9g	地龙 15g	桃仁 10g	红花 6g
羚羊骨 10g			

水煎服，每天1剂。

二诊：上方连服10剂。每2～3天针刺丰隆、太冲、外关或阳陵泉、三阴交、合谷等穴。并在足掌血管肿胀处选

1～2点，做三棱针放血。经治10天后，症状开始好转。因脉滑、痰多如故，原方加瓜蒌仁15g，浙贝母10g，炒、打莱菔子24g（药汁冲泡），再服10剂，继续配合针刺治疗。

三诊：服上方后，大便日3～4次，排出多量黏液状粪便，病情明显好转。患处肿胀消失，疼痛已愈其半，已可下床活动。但因嗜酒劣习不改，病情时有反复。原方去桃、红、羚羊骨，加忍冬藤、丝瓜络、川茯苓，继续治疗近两个月，终于治愈。嘱其严守戒酒，以防复发。

按：本案患者因嗜酒肥食，以致湿热内蕴，痰浊内停，阻滞经络而成痹证，病属于湿热与痰共同为患。虽然也有气血瘀滞的临床表现，但痰是重要因素之一，故冠其名为湿热痰痹，以别于风寒湿痹。本患者自接受中药治疗后，即停用其他药物。由于患者能守方坚持治疗，多年痼疾终能获愈，随访多年未再复发。

湿热痹证案

吴某某，男，45岁，揭阳铸造厂工人，1974年秋末初诊。

患者恶寒发热、头痛、咳嗽、肢体酸痛，经治月余未愈。近日且觉咽喉灼热、胸膈痞闷，有黄黏痰。舌质红绛，舌苔薄黄而干。口渴。脉浮滑而数，应指有力，拟清热透表祛湿法。

处方：

| 麻黄 6g | 杏仁 9g | 薏苡仁 24g | 生甘草 3g |
| 生石膏 24g | 赤芍 10g | 连翘 10g | |

2剂。

二诊：服上方无大效，此为病重药轻之故。建议查抗O、血沉，均属正常范围。依据脉证，当从热痹论治，以清阳明经络之热。

处方：

| 知母 15g | 生石膏 60g | 桂枝 6g | 生甘草 5g |
| 竹叶 15g | 双钩藤 12g | 粳米一撮 | |

3剂。

三诊：寒热已止。身痛显减，但仍感胸闷、烦热、口渴。脉滑大。

处方：

| 知母 15g | 生石膏 60g | 桂枝 5g | 生甘草 3g |
| 竹叶 15g | 芦根 18g | 桑皮 15g | 地骨皮 12g |

3 剂。

四诊：身痛基本消失。脉较平和，右寸口仍较弦盛，舌质尚红。

处方：

| 桑皮 18g | 地骨皮 12g | 芦根 24g | 知母 12g |
| 瓜蒌仁 15g | 桑枝 18g | 生甘草 3g | 粳米一撮 |

3 剂。

五诊：各症均已明显好转。自述有胃痛史，今有微痛。脉弦。舌苔薄，舌质仍较红。

处方：

麦冬 15g	北沙参 15g	法半夏 9g	桑皮 15g
地骨皮 9g	生甘草 5g	白芍 15g	淡竹 15g
粳米一撮			

六诊：除饥饿时胃脘尚有微痛外，身痛诸症已愈，改拟下方以巩固之。

处方：

大豆卷 18g	北沙参 15g	石斛 15g	麦冬 15g
生地 15g	玉竹 15g	白芍 15g	丹皮 9g
钩藤 12g	怀山药 18g		

7 剂。

按：本案患者病在秋末，发热月余，状如伏暑。患者头身皆痛，因热在阳明，邪热郁蒸于肌肤，故见头、身痛甚，有似于现代医学之风湿性肌炎，但化验结果并不支持。在治疗时，先以疏表透湿热，用麻杏苡甘汤加味。继用白虎桂枝汤。随病情好转而改用麦门冬汤合泻白散。最后用叶氏养胃阴之法以收全功。

夏季泄泻案

某某段，女，34岁，东山凤潮人，1973年夏初诊。

每逢夏令即患溏泄，至秋自愈，如是者已近十载。自觉腹部沉寒，肢冷，入夜尤甚，平时必以椒、姜等辛热之品食之。《黄帝内经》云："长夏善病洞泄寒中。"长夏属脾土，为暑湿之令。泄泻不止，必因中阳不足，脾虚不能化湿之故，但温中化湿而屡治不愈者，必肾火亦衰微。犹如釜底无薪，何以腐熟水谷？治当脾肾同治，补火温中，佐以利湿。水谷入胃，得命火之温煦，脾气运化有权，则溏泄可止，宜附桂理中合二神丸以治之。

处方：

炮附子12g　干姜12g　炒白术18g　肉桂5g

党参15g　补骨脂10g　肉豆蔻9g煨去油

茯苓18g　炙甘草5g

5剂。

上方服完，泄泻即止。十余天未作泻。嘱服附桂理中丸与补中益气丸同时服用，以巩固治疗。愈。

按：逢夏必泻，至秋自愈，多年如是之患者，临床尚不多见。整理此案时，发现舌、脉象均无录入，当是一缺陷。但从发病有典型的季节性，并且喜食辛热食物来看，脾土虚寒无疑。但温中虽有效，但终不能愈患者，当责肾阳气微，命火不足。故宜脾肾同治，方为周全，也即治病必求其本者也。

太阴伤寒案

林某某，女，60余岁，揭阳东山区砂港村人，1999年初秋初诊。

患者素体尚健，少有病痛。旬日前因感受风寒，在当地服中西药及输液，治疗多天（药物不详）无好转。患者恶寒倦卧，不食，而转来门诊求治。其时秋风初至，尚未寒冷，但患者身穿大棉衣，并带来棉被包裹，由家属护送而来，自呼冷甚。患者面色晦暗，微发热，四肢寒冷。腹部柔软而胀痞，时有阵痛，但不甚剧。按之不适。多天来进食极少，大便数天未解。舌淡白而腻，脉沉紧。

处方：

党参18g　　桂枝15g　　炒白术18g　　干姜12g

甘草5g

2剂，水煎服。

次诊：恶寒稍减，但精神仍差，仍需穿大棉衣，大便已5天未解，舌质淡，有微黄薄苔。

处方：

党参18g　　炮附子15g　　干姜12g　　甘草5g

当归12g　　熟大黄5g　　芒硝3g　　桂枝15

葱白15g

2剂。

三诊：上方服后，大便已解，日 2～3 次。患者精神转佳，知饥，能进食少许白粥。仍略恶风寒，但已不需再穿棉大衣。舌淡苔白，脉仍微紧。

再方如下：

党参 18g	炮附子 12g	炒白术 15g	茯苓 15g
炙甘草 6g	陈皮 5g	法半夏 12g	五味子 5g
肉桂 6g	生姜 12g	大枣 5 枚	

再服 5 剂，病愈。

229

按：本案患者为寒邪客于太阴。《伤寒论》太阴病主症是：腹满而吐、食不下、自利、时腹自痛。因此，太阴伤寒，一般多有呕、利见症。本例患者因素体尚健，太阴本气尚未虚损，故未出现呕吐和自利症状；但典型的恶寒、不食、腹满时痛，已具备了太阴病的主症。治疗上，先以桂枝人参汤温中散寒达表。因其寒邪内外俱盛，且腑气不通，故改用温脾汤以表里双解，更加葱白通阳透表，有合白通汤之意。故两剂即效。此时用温下法，并非因腹中有形实邪，而是寒邪凝聚腹中。故以姜、附温阳散寒，借助硝、黄以导寒邪外出。硝、黄剂量宜轻。三诊时用回阳救急汤。因病已缓解，以桂枝易肉桂。因方中有四逆汤（附子、干姜、甘草）回阳救逆，六君益气和中，再用肉桂通阳，五味子伍人参能益气生脉，故收效甚佳。回阳救急汤源自《伤寒六书》（明代陶华），被《通俗伤寒论》（清代俞根初）誉为回阳固脱、益气生脉之第一良方。

血瘀干呕（慢性咽炎）案

黄某某，男，45岁，揭阳榕城镇人，1985年1月3日初诊。

患者因患慢性咽炎，久治不愈。时时干呕，渐至进食、说话，甚至以手触动颈部甲状软骨及结喉处，即频频干呕不止。咽喉部周围组织暗红，肿胀。病近五年，逐渐严重，屡医无效，患者已对治疗失去信心。此为瘀血凝聚咽喉之证，因思《医林改错》血府逐瘀汤下正有此条，故试拟方投之，疏方如下：

柴胡 9g	赤芍 15g	桃仁 12g	红花 6g
川芎 9g	当归尾 12g	生地 18g	怀牛膝 15g
枳壳 15g	桔梗 9g	甘草 5g	郁金 15g

嘱服 10 剂。

1月16日复诊：患者反映服上方仅1剂，即见效。服完10剂，手触喉结处已无不适感，干呕现象也已基本消失。原方再服15剂，多年顽疾，终于获愈。

按：《医林改错》（清代王清任）是一部很实用的医学著作，可以说是一部理论和实践相结合论述活血化瘀的临床专著。虽然篇幅不多，但在中医学中占有重要的地位。书中的"通窍""膈下""血府""少腹""通经""会厌""身痛"诸逐瘀汤都可以广泛用以临床。如"血府逐瘀汤"条下，就有

19 证"干呕"便是其中之一条。按有关文献记载，[1] 本案患者属于现代医学的慢性增殖性咽炎。因慢性炎症引起长期咽部充血，血管扩张，软腭，甚至悬雍垂也充血水肿。由于淋巴滤泡增殖，常阻塞咽后壁腺管开口，致使腺体分泌郁积、扩大，增加了咽后壁肿胀的程度。所以患者的咽反射特别敏感，常引起恶心、干呕现象。本案患者便是一个典型案例。

参考文献 |

[1] 中山医学院 . 内科疾病鉴别诊断学 . 北京：人民卫生出版社，1975: 87.

真中风（脑梗死）案

黄某某，女，44岁，揭阳市东山村人，2004年4月12日初诊。

患者病前住深圳市，两天前，突然右侧口眼歪斜，右上、下肢无力，急从深圳返回揭阳治疗。

检查：患者右侧口角歪斜。右眼闭合不全，舌强不灵活，言语不流利。下肢乏力，举步艰难，不稳。右手略可平举，但手指麻木不能活动。饮食尚可，小便正常、大便较困难。颅脑CT检查报告：左侧基底节区脑梗死灶面积1.8cm×0.9cm，血压110/80mmHg。患者同时伴有明显恶寒，但无发热。脉浮紧。舌淡，苔薄白。

处方：

麻黄 6g	桂枝 15g	炮附子 9g	川芎 12g
细辛 5g	白芍 15g	北杏仁 10g	防风 12g
大黄 6g	桃仁 10g	天麻 9g	全蝎 6g
生姜 12g			

2剂，日1剂，水煎服。

4月14日：服完上方，即觉明显好转。右手拇指、中指已能动，右下肢较前较有力，面部麻木和舌强也有好转，但仍恶风寒。药已中病，但寒邪未解，原方去大黄，加党参15g。再服6剂。

4月19日：继续好转，不再恶寒，外邪已解，正气尚虚。脉缓乏力，舌淡苔白。

拟下方：

黄芪 60g	桂枝 15g	当归须 12g	赤芍 12g
川芎 12g	桃仁 10g	天麻 9g	红花 6g
地龙 12g	党参 24g	全蝎 5g	

连服15剂，其间曾用过水蛭、血竭等药，同时加服脑络通、丹参滴丸及维乐生等西药，并嘱患者配合运动和按摩以辅助治疗。

上方服毕，已病愈大半，右下肢上下楼已无乏力感。右手已可使用汤匙吃饭，但使用筷子仍不太灵活。继续用上方加减作康复和巩固治疗。

按：本案是患者为脑血管疾病。这种疾病一般可分为出血性和缺血性两大类，因其病变性质不同，治疗也有原则上的不同。中医对本病则统称为中风，但既有真中（外风）与类中（内风）的不同，又有中脏腑、中经络之别，有严格的辨证论治法则。先父曾多次告诫于我，如辨治不当，常可误人性命！先祖父（中医）60余岁时，患肝阳偏亢之证。常年面赤如妆，头常眩晕。曾两次中风，均由家父用滋阴潜阳法治疗而愈。后来一次中风，病情较严重，但神志尚清楚。乡亲及族中长者，因见家父年轻，恐经验不足，劝另请当地名医叶某诊治。叶即处续命汤与服。先祖父药刚入口，即曰："此药辛辣如此，如何服得？！"但众乡亲谓，此为名医之方，力劝服下。孰料只服1剂，是晚即昏迷不醒，明晨即撒手西去，续命汤竟成了"索命汤"！家父每言及此，总是痛心疾首。尝谓：如读书不求甚解，名医误人又与庸医何异！本案患者为中风（邪中经络）之证，血压不高，且有典型的表寒证（所谓六经形证），所以属于真中风（外风）之列。因此，初诊即用温经散寒祛风之小续命汤加减。因药证相宜，一诊即效。待寒邪一解，即需改用补阳还五汤以补气活血通络。不能久用祛风之品。经两个余月的调理，即基本治愈。

查续命汤有二：一为续命汤，《外台秘要》引《古今录验方》（唐代王焘）由麻黄、人参、桂心、川芎、杏仁、石膏、甘草、干姜、当归组成。一为小续命汤，《医心方》（日本，丹波康赖）由麻黄、防己、人参、黄芩、桂心、川芎、防风、芍药、附子、生姜、甘草组成。两方同中有异，可按病情之不同选择加减使用。此外，《中风临证效方选注》[1]一书，是冉雪峰老先生论中风方剂的专著。全书凡十一类，81方，有一定的临床研究价值。

参考文献

[1] 冉雪峰.中风临证效方选注.北京：科学技术文献出版社，1981.

全身型重症肌无力案

吴某某，女，30 岁，揭阳龙尾镇人，1984 年 4 月 18 日初诊。

患者 5 年前产后不久，在一次挑水时，突然感觉四肢乏力而跌倒。此后常觉肢体无力，若勉强用力，则肌肉疼痛，眼睑下垂，说话费力，进食困难，甚至有时喝水都有梗阻现象。晨轻午后重。患病后生育过一女婴，健在，自述妊娠期病情并无缓解。经查：抗 O800u，血沉 15mm。几年来多处求医，大多按风湿病治疗，无效。出诊时患者已无力起床，无法进食。经肌注新斯的明，做诊断性治疗后，仅 5 分钟即能饮开水。10 分钟后自己起床，并步行至客厅。全家人欣喜之至。余告之曰：此病非风湿之证，名为"重症肌无力"。诊断用药虽疗效显著，但药力稍纵即逝。长远之计，还需中西药物治疗。患者较肥胖，大便较困难，脉象沉滑带数，舌质暗红，舌苔厚腻。

处方：

1. 早期用礞石滚痰丸合温胆汤加减，后期改服补中益气汤加味。

2. 溴比斯的明片、麻黄素片，同时常规服用。

4 月 29 日复诊：病情大有好转，咀嚼肌功能已恢复，已能进食硬性食物，并能步行约 4 里路（1 里＝0.5km），并无明显疲劳感，但肌肉用力时仍有轻微痛。原方继续治疗，病情虽然已得到控制并能参加家务劳动，但仍需坚持治疗，方能求得痊愈。

按：本案病例是笔者诊治的首例重症肌无力患者。重症肌无力是一种神经、肌肉间传递功能障碍的慢性疾病，有易复发的特点。临床偶有所见，病因目前尚未十分清楚。有人认为与胸腺和甲状腺有关，但大都倾向于认为是一种自体免疫性疾病，目前尚未有理想的疗法。如发生肌无力危象，往往可因延髓肌和呼吸肌无力而引起呼吸衰竭而死亡。中医认为本病与脾虚、中气虚陷有关。据有关文献报道，中医在本病的治疗上有一定的疗效，但对严重患者仍然需中西医结合治疗，特别当肌无力危象的抢救时，才能收到较好的效果。

足跟骨刺案

某女，30 余岁，渔湖凤林人，1984 年初诊。

患者以行挑小买卖为生。因劳累过度，两足跟疼痛，每天晨起足踵肿胀，不能履地两个月余，经治无效而求治于余。

初诊时由其丈夫搀扶才能勉强举步，甚为痛苦。检查：两足跟底面着地处苍白，硬肿，压痛明显。X 线片显示两足跟骨均见骨刺生长，舌、脉未见异常，以久行伤筋骨论治。以锤击疗法为主，辅以桃红四物加牛膝、威灵仙、穿山甲、骨碎补之类配合治疗。

方法：患者仰卧床上。先在足跟底部找出最明显的压痛点，画上标记。用普通铁锤一把，对准痛点用适当力量捶击一下。初时患者甚痛，约过 20 秒后，再用同样方法捶击两次。因患者呼痛，不能配合，故仅治一侧。五天以后再诊时，病情已明显减轻，患者甚高兴，也愿意配合治疗。用同样方法，每 5 天治疗一次，连续 5 次后，病告愈。

按：足跟骨刺的形成，是因为跖长韧带和跖腱膜在损伤撕裂和挛缩后，人体本身的修复机能为了加强该处的强度，防止被拉断，就使跟骨附着点不断的钙化和骨化，最后造成了骨质增生（骨刺）。与此同时，这些增生组织互相粘连后形成囊状硬结，肿胀疼痛。锤击疗法可以使这些粘连组织在冲击力的作用下松散开来，便可达到解除临床症状的目的。此疗法首见《中医杂志》（1983年第4期，第63页）。为了解决锤击时的准确性和方便操作，笔者在后来使用本疗法时，加用了一段10cm长、2cm宽的平头锥子（铁或硬木均可）。对准患处后再捶击，效果更好。也可以同时局注强地松龙加利多卡因，但应在接近痛点足掌旁的赤白肉际处进针，因为在足底进针容易感染，痛感强烈，患者也难以接受。小针刀虽然也有较好疗效，但刺激大，痛感强，一般不宜采用。

呆小病案

曾某某之女，年 6 岁，住揭阳榕城镇，1983 年初诊。

患儿之父，因腰椎增生症到余处求治。言及其 6 岁之幼女，发育迟缓，今已 6 岁，仍未晓语言。形寒倦怠，体型矮胖，未及其 3 岁弟弟之身高。平时食量甚少，懒于动作，只能倚墙而立，难于行走，家族无异常病史。经某医院两次检查，诊断为先天发育不良，未做治疗。有老中医袁某者，言其为肾虚五迟之证，经服中药治疗无效。就诊时，诸证如上所述。根据患儿发病特点，及其特殊面容，拟诊为先天性甲状腺异常，以致甲状腺素分泌不足影响其生长发育。因条件关系，未做基础代谢和内分泌等项检查。嘱试服干甲状腺片，每天 3 次，每次 30mg。此外，未用任何中西药物。

服药半个月后，患儿食欲好转，饭量增加，表情较活泼。嘱量身高，以备日后做对照，同时，告诫病孩家长，必须坚持长期服药，不可中止。两个月后，患儿明显长高，各证显著好转。未及半年，语言能力及智力，明显提高，已基本接近正常小儿。

按：本案患者属先天性甲状腺功能不全。甲状腺素分泌不足，基础代谢过低，以致影响孩子的生长发育，发生呆小病（又名克汀病）。本病属中医儿科"五迟"之例，但在治疗上，可以说中医并没有优势可言。即或用温阳补肾、健

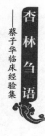

脾益气之法，效果也不理想。因此，径直使用甲状腺制剂治疗。在治疗上，要注意的是：（1）必需终身使用甲状腺替代疗法。（2）患儿必须尽早接受治疗，以确保正常发育不受影响。

隐睾症治验

同乡蔡某某之子，男，8 岁，住揭西县，2001 年 2 月
初诊。

患儿自出生后，即发现右侧睾丸缺失，左侧发育正常。
几年来，求治多家医院。原已决定手术治疗，因再三检查
（包括 B 超）未发现右睾存在，恐怕手术失误，未予治疗。
因而求治于余。

检查：患儿身体及智力发育正常，外阴发育也正常，但
右侧睾丸缺如，腹股沟环处未发现有粒状物。做屏气及咳嗽
动作亦无所发现，拟隐睾症治疗。

促绒性素，每周肌注两次，每次 500 单位，连续 4 周。

用完上药后，右侧睾丸已下坠至阴囊内。但平躺时，位
置仍偏高。再上药一周后痊愈。

按：回顾中医文献，似未发现有隐睾症之治例者。《灵
枢·五音五味》记载有"天宦"一证，为先天生来无生殖
器，或纵有也短小无功能者，但与此也不相同。隐睾一症，
中医尚无有效治法，故用西药治疗，效果也令人满意。必须
注意的是，此种疗法必须在少儿时期，也即在发育期前使
用，才能奏效，而且必须掌握好剂量和疗程。过度治疗，将
有导致性早熟的严重副作用。若本疗法无效，可再考虑外科
手术治疗。

以上呆小病和隐睾症两案之治法，本非中医范围所属。但因本病较少见，而且中医确有鞭长莫及之遗憾，故予记之。本人从事中医内科临床工作多年，虽然也倡导和支持中西医结合，但向来很少使用西药。主要原因是，学术的进化发展首先在于一个"专"字。虽然提倡"一专多能"，但"专"是主要的。中西药滥用，对如何提高中药临床疗效的研究，及对临床经验的总结，都无一好处。但是，毋庸置疑，西医因有其特别的先进性和科学性，在一些领域上确是遥遥领先。西药也有其别具优势的地方对于有些疾病的疗效，是中医望尘莫及的。所以，作为现代中医从业人员，不能夜郎自大，故步自封，应该虚心学习现代医学和各种科学技术，取其所长，融会贯通。只有这样，才能跟上时代发展的潮流，与时俱进，把中医逐步推向现代化。

附录

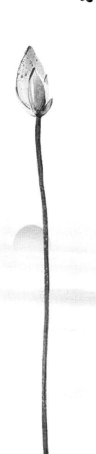

介绍一种新的颈椎牵引器

颈椎病使用牵引治疗已是一项常用的疗法，目前颈椎牵引器也有多种多样，但基本上都有一个共同的缺点，就是在实际使用时，牵引力缺乏明确的针对性。脊椎关节是人体最复杂的关节，各椎体的功能和负荷以及力学结构都不相同，牵引时如果把有效的作用力大部分分散在无关的肌肉和关节上，必然会影响治疗效果，有的患者在牵引后还有浑身不舒服的感觉。有鉴于此，笔者在长期临床实践中设计了一种新的颈椎牵引器，克服了传统牵引器的缺点，既可以用作常规牵引治疗，又可以作为推拿按摩的支架。经长期临床使用，证明能够缩短疗程，明显提高疗效。对颈椎小关节错位的治疗，只要操作合理，1～2次即可治愈。介绍如下：

牵引器主要部件为肩垫支架、滑动枕板和引力支架。附件有颌颈牵引带和沙袋（或牵引锤）等。

一、肩垫支架

用5cm宽5mm厚的钢板焊接而成（见图一）。按图中规格制成后，可以适用于不同体格和膀宽的患者使用。使用时把肩垫支架先安装在牵引床上，让患者小心仰面躺下，努力向上让双肩顶在支架上。

二、滑动枕板

由 20mm 厚的木板和两组（4 只）小定向滑轮组成（图二，示背面）。使用时把普通棉枕放在上面即可。若需增加高度时可在枕板和棉枕之间放上大小和厚度相宜的木板或书本即可，但必须保持其枕板的滑动性。

三、引力支架

由钢管角铁有槽滑轮（位置高度随意可调）和带钩牵引绳组成，其中活动撑臂的高度应保持在与牵引床同一水平位置上。有槽滑轮应设置在比枕头高 10 ～ 15cm 处，并可根据具体情况进行调整。

四、颌颈牵引带

与普通颌颈牵引带相同，为了减轻牵引时头部两侧受压迫引起的不适感，上端应加上一个宽 18 ～ 20cm 的钢质牵引弓。

五、牵引锤（或沙袋）

可分成 1 ～ 5kg 多个不等重量备用，既可以单个使用，也可以叠加使用。

六、实际使用情况（图三）

七、注意事项

1. 本牵引器具有作用力集中、强劲的特点，使用时要掌握好其适应证。除了要遵守颈椎病牵引时的有关规定外，对脊髓型、椎动脉型颈椎病、颈动脉窦过敏、颈椎骨质破坏（如外伤、肿瘤、颈椎结核）等应严格禁止使用，使用时一定要有专人看护。

2. 进行牵引时，患者平躺在床上，肩膀必须紧贴肩垫支架，并使身体保持在中间位置。枕高应该使颈椎能前倾20°左右较为合适，因为这个角度可使颈椎各椎体及椎间盘平面之间隙明显宽松。同时，牵引弓应保持左右平衡，牵引绳应与颈椎位置保持在同一中轴线上。

3. 牵引时间及重量可根据患者的病情，体质和耐受程度灵活掌握。一般每次不超过30分钟为宜。对颈肌发达的肥胖患者，可适当增加牵引量。

4. 作颈椎推拿时，可先解除牵引，除去滑动枕头。医师双手抱住患者头部两侧，先顺着颈椎正常生理曲线方向做正位拉伸，然后可以分别做左或右向侧搬等手法。要注意动作沉稳轻巧，切忌暴力。对无力型体质的患者用力更要柔和，以防发生寰、枢椎脱位的危险。在牵引后再进行推拿可以提高疗效，也可同时配合穴位注射或中药等综合治疗。

笔者已将本牵引器临床应用多年。虽然结构简单，但设计符合人体颈椎的力学原理。在使牵引力的支点固定在双侧肩膀上的同时，作用力高度集中在颈椎部位，使颈椎有充分伸展的余地，从而改善各椎体和附件之间的挤压状况，所以有明显的治疗效果。因其设计安全可靠，操作方便，疗效显著等优点，特作介绍并推广使用。

（1987 年初稿，2003 年整理）

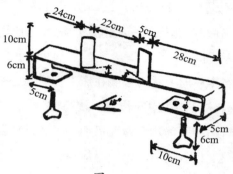

图一

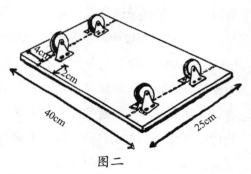

图二

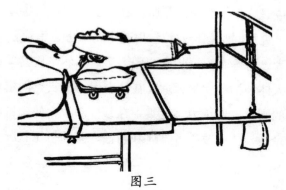

图三

介绍对传统听诊器的改进

听诊器是最常见的医疗器械之一，利用声波在空气中的传导原理，可以直接了解到人体内多种生理和病理的声波信息，协助医生对病情作出客观的判断，为正确诊断病情提供帮助。由于它有方便、直观、容易携带等优点，所以，在医疗器械已十分发达的今天，仍然不失为广大医务工作者亲密和忠实的助手。但是，将近一个世纪以来，听诊器基本上都保持在已定的造型上，没有明显的改进。笔者从事临床工作多年，根据个人长期的使用经验，对听诊器的胸件部分做了简单的改进，使之更适合临床使用。

方法是：在普通听诊器的表形胸件与橡皮管之间焊接一段长约 15cm 的空心金属管，也可以利用废旧听诊器的金属管代之。

经改进后的听诊器有以下优点：

1. 在保留传统听诊器优点的同时，使用更加方便、灵活，可以避免医患之间的超近距离接触。对呼吸道传染患者的检查，可保持相对安全的距离。在寒冷的冬季或接诊恶寒的患者时，可免去脱上衣之不便。在做心、肺听诊以及妇产科患者检查时，比传统听诊器更方便、文明，听取血压也比传统听诊器更方便一些。

2. 听诊器的胸件，可根据不同检查目的选择使用。同时

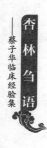

还具有叩诊锤的功能，为身体检查提供方便，不必专门备用叩诊锤。

（2004 年 5 月 8 日初稿）